優生手術に対する謝罪を求める会〔編〕

【増補新装版】

優生保護法が犯した罪

子どもをもつことを奪われた人々の証言

現代書館

はじめに

市野川容孝

「優生保護法」という法律を皆さんご存じですか。

この法律は、敗戦直後の一九四八（昭和二十三）年に制定された法律で、皆さんの中には、妊娠中絶を認めた法律として、ご記憶の方も多いかもしれません。

しかし、この優生保護法はいろんな問題点を抱えたものでした。

まず第一に、妊娠中絶を合法化したとはいえ、それは本当の意味で、女性の自己決定にもとづく中絶の権利を認めたものではありませんでした。その証拠に、刑法（第二一二～四条）には堕胎罪というのが現在もあって、中絶は依然として罪とされています。優生保護法は、一つの「抜け穴」でしかありませんでした。

また、優生保護法は、その成立した経緯も、敗戦直後に懸念された人口爆発――当時は多くの人が中国大陸その他から日本列島に引き揚げてきました――に歯止めをかけることを一つの目的としていたため、その力点はもっぱら人口政策におかれ、個人の権利を尊重するところにはありませんでした。

しかし、もっと大きな第二の問題点は、その名称に如実にあらわれているように、優生保護法が、何よりもまず優生思想、優生政策をその中心においていたということです。優生保護法の第一条は、この法律の目的として「優生上の見地から不良な子孫の出生を防止すること」を、はっきりと記していました。

優生政策は、ナチス・ドイツによって、おそらく歴史上、最も大規模に、そして最も非人道的な形で実施されました。ナチスの時代に、ドイツでは、多くの人びとが「劣等な人間」という烙印を押され、不妊手術を強制的に実施されました。「不妊手術」というのは、女性であれば卵管を、男性であれば精管をわざとしばるなどして、子どもができなくさせる手術のことで、「断種」と言われることもあります。そればかりでなく、不妊手術を受けさせられた人々の多くは、第二次大戦が始まると「安楽死」という名の下に殺されていきました。

実は、日本の優生保護法も、ナチス・ドイツと浅からぬ関係をもっています。ナチスは強制的な不妊手術を合法化するために、一九三三年に断種法（正式名「遺伝病子孫予防法」）という法律を制定しましたが、これをお手本として、日本は一九四〇（昭和十五）年に「国民優生法」という法律を制定しています。そして、優生保護法は敗戦を間にはさみつつも、この国民優生法の延長線上で生まれたのでした。

優生保護法は、右に述べた「優生上の見地から不良な子孫の出生を防止する」という目的のために、強制的な不妊手術を合法化していました。強制的な不妊手術を認めていたという点では、ナチスと何も変わらないのです。「強制」という言葉は、確かに優生保護法の文言に直接出てはきません。しかし、この法律をどのように運用したらよいかについて、当時の厚生省が一九五三年に各都道府県知事宛てに通達し、一九九六年まで効力をもっていた「優生保護法の施行について」という文書には、この法律の第四条と第十二条が定める不妊手術（「審査を要件とする優生手術」と言われました）について、これを「本人の意見に反しても」行える、その場合に認められる「強制の方法」として、「身体の拘束」、「麻酔薬施用」、そして「欺罔《ぎもう》」といった手段を用いてかまわないと明言されていました。つまり、本人が手術を嫌がっている場合には、身体をがんじがらめにしたり、麻酔を使って眠らせたり、あるいは（例えば「盲腸の手術ですよ」というように）嘘を言って、手術を強制してよいとしてきたのです。

問題は、しかし、この第四条と第十二条で定められていた不妊手術にとどまりません。優生保護法は、その第三条で「本人の同意」に基づく不妊手術というのを定めていました。それは、避妊の手段としての不妊手術を含みますが、そればかりでなく、例えばハンセン病の患者さんに対する不妊手術も、これに該当しました。この本の中には、実際に不妊手術を受けさせられたハンセン病の元患者さんのお話が収録されていますが、それを読んでいただければ分かるように、表面的には「本人の同意」による手術でも、その実態は、結婚するための条件として強要されたものが数多くありました。女性の患者さんの場合は、さらに中絶を強要されることもありました。

繰り返しになりますが、優生保護法は「優生上の見地から不良な子孫の出生を防止すること」を目的としていました。そして、ここに記された優生思想は、優生保護法すら認めていないようなことをも、正当化していったと考えられます。この本の中には、子宮や卵巣を摘出された、障害をもつ女性の話も収録されています。「劣等な人間」という言葉によってナチス・ドイツが人間を差別化したのと同じように、日本の優生保護法も、「不良な子孫」という文言によって人間を差別化し、間接的な形ではあれ、様々な人権侵害をさらに広範囲に正当化していたと言えるでしょう。

そして、重要なのは、こういう差別的な優生政策が日本の場合、ドイツと違って、戦後に本格的に実施されたということです。

ある国際会議の場で、日本の女性障害者が、優生保護法の存在とその差別性を海外の人たちに向けて訴えたのを一つの契機として、優生保護法は一九九六年に「母体保護法」という法律に変わりました。

しかしながら、優生保護法は本当になくなったと言えるでしょうか。

この法律によって直接、間接に、個人としての尊厳と権利を傷つけられた人びとにきちんと向き合い、私たちの社会のこれまでの誤りを正さないかぎり、優生保護法は本当の意味でなくなったことにはならないのではないでしょうか。二〇〇一年には、ハンセン病者の方々に対して、国がこれまでに行ってきたことが公の場で裁かれ、ハンセン病者の方々に対する損害賠償を国に義務づける判決が出ました。この前進を、さらにハンセン病以外の人々にも広げていく必要があるのではないでしょうか。

優生保護法が母体保護法に改定された年の翌年（一九九七年）に、福祉先進国として知られるスウェーデンでも、優生政策としての不妊手術が、本人の意思を尊重しない形で実施されていたことが、一種のスキャンダルとして世界中で報道されました。日本でも当時、新聞やテレビでさかんに報道されましたが、私たちは「問題はスウェーデンだけじゃない、日本にもきちんと目を向けなければならないことがある」と考え、そして「優生手術に対する謝罪を求める会（「求める会」）」という市民グループをつくりました。本書は、そういう私たちの思いを一つの形にしたものです。

第一部では、優生保護法と、それが正当化してきた優生思想によって、実際に何が行われてきたのかに目を向けます。被害を受けた当事者の方、あるいは傍らで事態を目撃した方の話が中心です。第二部では、優生保護法と、それが正当化した優生政策が、どのようなものであったのかを歴史的に、また医学的に考えます。第三部では、諸外国に目を向けます。とりわけ、ドイツとスウェーデンでは、過去の優生政策に対して、社会としての反省と、そして公的な謝罪がすでになされてきました。ここから私たちが学ぶことも、決して少なくないはずです。

本書を通じて、一人でも多くの方がこの問題に目を向け、人間の尊厳とは何か、権利とは何か、またそれらを尊重するとはどういうことなのかを考えていってほしいと、私たちは心から願っています。

【増補新装版への追記】 本書は長らく品切れとなっておりましたが、この間、「求める会」の運動で進展があったことから、優生手術の問題をより広く知ってもらうために、増補新装版を出すことにいたしました。初版刊行（二〇〇三年九月）以降の重要な動きについて、第四部‐三で新たに加筆し、資料を追加収録しました。中でも第一部で自らの被害経験を語ってくれた飯塚淳子さん（仮名）が、二〇一五年六月、日本弁護士連合会に人権救済申立を行い、これを受けて同会は二〇一七年二月、実態調査と被害者への謝罪、補償等の勧告を行いました（追加資料4）。初版時には「東北（地方）」とのみ記していた飯塚さんの出身地を、追加資料ではご本人の承諾を得て「宮城県」と記しています。

【増補新装版】優生保護法が犯した罪＊目次

第四部　謝罪と補償を求める運動の経過　215

第一部　声にできなかった想い

一　私の身体を返してほしい――優生保護法が犯してきた罪

飯塚淳子（仮名）

私の生まれたところ

私は昭和二十一（一九四六）年に生まれました。私が生まれたところは、五十軒ぐらいの農家があった東北の山村です。私には両親と、弟妹が六人いました。私は長女です。

母はいつも忙しく働いていました。母が一人で働いて、七人の子どもを養っているような家庭でした。父親は身体が弱く、後に腎臓を悪くして透析を受けたりしました。だから、あまり働けませんでした。何度も出稼ぎに行きましたが、長くは続きませんでした。他の男衆は何カ月か働き続けて「失業保険」をつけて帰ってきましたけれども、父にはそれは無理でした。私の家だけではありませんでしたが、私の家でも生活保護を受けていました。しかし、母には十分な生活費が渡されませんでした。父が悪いんじゃないんです。私たちの家族の担当だった民生委員とその親戚の人が私の母を嫌っていたからなんでしょうか、その人たちが父に「奥さんにお金は渡すな。奥さんに渡したら、奥さんが全部使ってしまう。渡したら生活保護を止める」と言ったからなんです。父は私たち子どもの前で、脅されるようにそう言われました。だから、私たちを養うために、母は働きずくめでした。

次男の弟は六歳のとき、はしかで亡くなりました。長男の弟は、後の私と同じように施設に入れられましたが、そこで虐待を受けていたようです。虐待なんてあってはならないことなのに。

次女、それから三女の妹は、家で成長することができました。今、元気で暮らしています。妹たちの子どもは、中学生と高校生、それから大学生になっています。

末の妹は里子に出されました。小学校六年生のときに、育ての父親に「おまえは貰い子だ」と言われて、泣いたそうです。今は、すっかり立派な母親になっています。

民生委員とその親戚の人たちは、母親に生活保護のお金が渡らないようにしたばかりでなく、私たち子どもにも嫌なことをしました。盗みなどしていないのに、濡れ衣をきせて、嘘を言いふらしました。今でも悔しく思っています。

小学校のころ

私の家は広い牧場があり、馬が二頭いました。ニワトリもいました。馬を家族でとても大切にしていました。でも、その家も火事で焼けてしまい、私たちは本家の納屋でしばらく暮らしました。

その後、しばらくしてから古い家を買って、そこに移りましたが、その近所に先ほど話した民生委員の人たちが住んでいて、父が生活保護を受けるようになってから、私たちの家族といろいろかかわるようになりました。その人たちは、うちの両親や子どもの私たちにいろんな嫌なことをしました。

それでも小学生の頃は楽しいこともあり、弟や妹を連れて学校に通いました。しかし、農繁期は学校を休んで家の手伝いをしなければならなかったので、いつも通えたわけではありません。それ以外にも、私は母に代わって、食事の準備や弟妹の世話をしました。まだ子どもでしたので、たまに遊びたくて、さぼりました。そういうときは母によく叱られたものです。叱られはしましたが、母もいろんな生活の苦労で大変だったと思います。父が身体が弱くてあまり働けない、生活保護で生活費をもまかなうことができない、いつも働いていなければならない——そういったことで母は母なりにとても大変だったんです。

今から思えば、母は本当に苦労したと思います。生活が苦しくて、私の妹を背負ったまま、川に入って、いっそ死んでしまおうと思ったこともあったんだそうですが、背中におぶった幼い妹の泣き声を聞いていたら、一緒に死ぬことができなくて、死ぬ気になって働こうと思いなおしたんだそうです。実際、母は他人の何倍も働きました。まだ子どもだったとはいえ、私がそういうことを分かってあげられたらよかったのになあ、と思うと悔やまれます。

実は、私の母も、後に私が受けるような不妊手術を受けさせられそうになったんだそうです。しかし、ちょうどその頃、母は腹膜炎になって、子どもを産ませなくする手術のほうは受けなくてすんだんだ、と大人になって母から聞きました。

しかし、近所に住んでいた、母と同じ年代の生活保護を受けていたある女の人は、不妊手術を受けさせられたそうです。

中学校時代——施設に入る

中学生になりました。相変わらず、子守をするために、ときどき学校を休ませられました。同級生にも、私と同じような境遇の人がいましたね。高度経済成長期の昭和三十年代でしたが、東北の方では、家の仕事をしたり、働くために学校にあまり通えない子どもたちが結構いたのではないかと思います。

とても恥ずかしくて、今まで他人に言えなかったし、今でも言えないことなんですが、中学一年生のときに私は、見知らぬ男に犯されました。私の家はトイレが外にあって、夜トイレに行こうとしたとき、突然、襲われました。暗がりだったので、私にはその男の顔は見えませんでした。その現場を近所の大人たちがすぐ近くで目撃しています。また別の男にもレイプされました。その人は両親の知り合いで、私が朝、学校に行こうとしているときに来て、「父ちゃんか、母ちゃんいるか」ときくので、「いない」と答えると私をいきなり襲いました。うちの両親には、このことは言えませんでした。とても恥ずかしいのと、言ったところで何にもしてくれないだろうと思ったから。

でも、最初のレイプのときは、近所の大人が目撃しています。なのに大人たちは、そばで見ていたのに助けてくれなかったばかりでなく、私を犯した男のほうを責めたり、警察に突き出したりはしませんでした。その逆に、無理やり犯された私のほうを「子どものくせにふしだらだ」というような目つきで見ました。でも、なんで私がそんなふうに見られなきゃならないのか、今でも悔しくてなりません。

私は中学三年生のとき、一年間、知的障害者のための福祉施設に入所させられました。昭和三十五（一九六〇）年の四月に入所しました。中学の担任の先生の手紙には「民生委員が積極的にことを運んだ」と書いてありました。ずっと後になって私が見ることのできた民生委員の記録には、私が「卵を盗んだ」とか何とか書かれていましたが、それは全くの嘘です。民生委員の人が勝手にそう決めつけたんです。私は子どものときから卵が嫌いで、今でも口にしません。そんな私が、卵を盗んだりするはずはありません。その民生委員の人は、私が施設に入所してからも、その施設によく来ていました。別に私に面会に来ていたわけではありません。施設の人と話をしてました。何のために来ていたのか、私には分かりません。

私が入所した施設は社会福祉法人のA学園というところでした。入所する前に、B市の児童相談所に知能検査に連れていかれました。当時は、周りの大人たちから、いろいろいじめられて、とても頭が混乱していました。このテストも、そんな中で受けさせられました。知能検査の結果は六〇だったそうです。そのテストを受けた後、中学三年生の四月に、私はA学園に入ることになりました。転校の理由は私には知らされませんでした。私は行きたくなかったです。

A学園には、たくさんの子どもたちがいました。先生たちの私たちへの態度は冷たいものでした。一部屋六畳ぐらいだったでしょうか、そこに三、四人の子どもが入って生活をしました。朝六時に起床。夜九時に消灯でした。昼間は近くの中学の先生が出向いてやる授業を受けました。

家に帰りたくて、たまりませんでした。たとえ親に叱られることがあっても、自分の家はやはりいいものです。ずっと家にいたかった。A学園は外出もままなりませんでした。それでもがまんしてそこで暮らして、ちゃんと中学を卒業しました。

住み込みで働く

中学卒業と同時に、あるお宅でお手伝いとして住み込みで働くことになりました。それは入所していたA学園の先生が決めたもので、私がそうしたかったというわけではありません。「そこで働きなさい」と言われたんで、働くことになったのです。昭和三十六（一九六一）年のことだったと思います。最初のうちは知りませんでしたが、そこのおうちのご主人は不動産屋さんをやっていて、みんなから「社長さん」と呼ばれていました。家の掃除と食事の手伝いが私の主な仕事で、この職親のところには三年ぐらいいました。

この職親の奥さんに、私は「あんたは馬鹿だ」とか「精薄」だとか、ずいぶんひどいことを言われました。お給料も全然もらえませんでした。職親には「助成金」とか「補助金」とかいうお金が支給されていたはずですが、私には一銭も来なかったし、着替えもない有り様でした。そこの家の一番上の娘さんは私と同い年ぐらいで、私とは違って高校に通っていましたが、その娘さんが「洋服を買って」とねだって買ってもらっていたのを羨ましく見ていたら、「あんたは使用人なんだぞ」とたちまち職親の奥さんに怒鳴られてしまいました。

奥さんよりも早く起床して、仕事することになっていました。ご飯はこの家族の人たちと一緒にいただきましたが、「おかわり」は禁物でした。職親の奥さんからは「ただでさえあんたは馬鹿なんだから、食べたらもっと馬鹿になる」とまで言われました。土日も休む日がなく、お金もなかったので、どこかに出かけることもできませんでした。私は「障害者」扱いされていたので、ひとりでは外出させてもらえませんでした。

職親の奥さんは、とても気の短い人で、私は何かあると、よく罵られたのを覚えています。私だけじゃなくて、「あんたのとこの兄弟姉妹は、みんな精薄なんだ」と言われました。私の妹や弟は、大きくなって、それぞれ美容師の免許や船舶の免許をいろいろ取るほどになっているのに、奥さんのそういう考えは今でも、ずっと変わっていないと思います。

とにかく奥さんからは、そういうひどい言葉を始終、言われてましたから、実家にいるときと比べれば、とても精神的に不安定になっていたと思います。

一つには、職親の家での虐待から逃れたかったのと、もう一つには、給料がもらえないのがばかばかしくなって、他のところでちゃんと給料をもらって働いて、自分の洋服を買ったり、両親に仕送りをするほうがずっといいと思ったので、私はここでの仕事をすぐにでもやめたくなりました。中学三年生のときにいたA学園の先生がたまに職親のところを訪問してきましたが、私はその先生が嫌いだったし、先生が職親の人たちと話している前で、先生に「ここはいやだ」なんて言えませんでした。言ったところで、先生からは、施設にいたときと同じように「あんたはわがままだ」、「強情だ」と言われるのがおちだったと思います。

どうしてもがまんできなくなって、本当に逃げ出しました。働き始めてから二年ぐらいたった頃です。ある夜、職親の奥さんに「私はここにいたくありません！　私もお金が欲しいです！」と言って、泣きながら家を飛び出しました。でも、お金がないから遠くに行くこともできず、その夜のうちにすぐに連れ戻されました。保護されたときに、私のいた施設の先生たちも、その場に来ていたのを覚えています。

何も知らされないまま手術を

職親の家を飛び出し、連れ戻されてから少し経って、県の更生相談所にまた知能検査を受けに連れていかれました。その頃は、職親の家を飛び出して連れ戻されたり、でも、虐待から逃れるため、この家をやめたい気持ちでいっぱいだったりして、すべてが不安な毎日でした。テストも、とても頭が混乱した状態で受けさせられたのを覚えています。

それからしばらくたったある日、職親の奥さんに「でかけるから、ついておいで」と言われました。私は「はい」と素直についていきました。

途中の公園でおにぎりを食べたことを今でも覚えています。橋があって、その橋は今でもありますが、それを渡ったところの診療所で手術を受けさせられました。その診療所はもうありません(注)。診療所には、私の他にも、手術を受けるために三、四人の女の子が来ていたのを覚えています。それと思いもよらぬことでしたが、診療所には、それまでずっと会っていなかった父が来ていました。

何の手術なのか全く知らされないまま、私はこの手術を受けさせられました。昭和三十八(一九六三)年のことだったと思うんですが、はっきりとは覚えていません。

手術の後、父と一緒に実家に帰りました。理由は知りませんが、職親のところには二度と戻りませんでした。

手術を受けたことで、身体の調子が悪くなりました。毎月、生理のときにお腹がとても痛くなり、ころげ回るほどの痛みでした。手術を受ける前までは、軽い生理痛ですんでいたのに。そして、なんだか年がら年中、身体がだるくてたまらないようになりました。仕方がないので、仕事はせず、しばらく家にずっといました。

そのとき、また民生委員の人がやってきて、今度は三男の弟を施設に入れたらどうだ、と父親に言いました。弟も多分、私と同じように知能検査を受けさせられたと思います。弟の施設入所のことを耳にして、施設に入ってから私自身が経験したことが、あまりに嫌なことばかりだったので、「弟は施設に入れさせないぞ、そんなことしたら、ただじゃおかないぞ」と言葉を荒らげて、民生委員と父親に猛反対しました。三男の弟は施設に入らずにすみました。さっきも言ったように、弟は船舶の免許やタクシーの免許をとって、立派に生活してます。

そんな最中に、両親が話しているのを聞いて、私の受けさせられた手術がどういうものだったのか、それが「優生手術」、子どもが生まれないようにする手術だったことを初めて知りました。

結婚と離婚

手術を受けた後、実家には半年ぐらいいましたが、その後、ある婦人科病院で住み込みで働きました。私は他人のお世話をすることが好きなので、こういう仕事は性に合っていたと思います。でも、故郷を離れたくなって、東京に出ることにしました。東京には一年ぐらいいたと思います。

東京の就職先は、私の父が見つけてくれたものでした。品川の町工場で、私の仕事はミシンがけでした。社員寮もありました。月給もちゃんと出て、とても嬉しかったです。

しかし、手術の後にひどくなった生理のときの痛みはそのままでした。仕事を休んで、病院で痛み止めの注射をうってもらったり、寝込んだりするほどでした。身体もとても疲れやすくなった。そのため仕事と職場もミシンがけからプレス工、それから事務、それから飲食店というふうに替えざるを得ませんでした。

東京での生活にやっと慣れてきた頃、私は赤ちゃんが産めるような身体になりたいと思って、東京で病院に相談に行きました。「優生手術」を受けさせられた人でも、卵管をしばっていた糸をほどいてもらって、赤ちゃんが産める身体に戻った人のことを聞いたからです。でも、お医者さんからは「手術をしてもダメだろう」と言われて、手術はしてもらえませんでした。

私は自分が赤ちゃんの産めない身体であることに、すごく引け目を感じて、なかなか結婚することができませんでした。今でもそうかもしれませんが、当時は、子どもができないと離婚されてもしょうがないという考えが、まだ当たり前だったと思います。だから、私と結婚してくれそうな男性が何人かいましたけど、結婚にはふみきれませんでした。

その後、東京から郷里に戻って知り合ったある男性と結婚しましたが、うまく行きませんでした。二十歳の頃です。その男性とは何年か一緒に暮らしましたが、二十代の終わりのときに離婚しました。私とのあいだに実の子どもができないのを、夫が不満に思っていたことも、その理由の一つだったと思います。

離婚してしばらくしてから再び上京し、今度は川崎で暮らしました。いろんな嫌なことを忘れるために、郷里を離れたかった。川崎での生活は、友だちもたくさんできて、とても充実して楽しかったです。そのころの友だちとは今でもお付き合いしてます。

川崎で暮らしていた頃、また別の男性と出会って、再婚しました。再婚するとき、私は自分が不妊手術を受けさせられたことを言いませんでした。でも、そのうち私とのあいだに子どもができないので、夫に「なんでできないんだろう」と尋ねられたときに、「実は……」と打ち明けました。夫は自分と血のつながった子どもが欲しかったんでしょう、そのことを私から聞いて、まもなくして家を出ていってしまいました。

私の身体を返してほしい

夫とは別居することになって、私は郷里に戻り、今は生活保護を受けながら一人で生活しています。夫に出ていかれて、私は一人、途方に暮れました。精神的に孤独なので、月に何回か、精神科の先生のところでカウンセリングを受けるようになりました。先生は「あなたは知的障害者ではありません」と言ってくれています。保健婦さんや、女性問題に取り組んでいる人にも相談にのってもらいました。けれども、気持ちの晴れることはありません。

近所の人たちといろいろお付き合いをしたり、大好きな釣りをしたり、サークル活動をしたりと、いろいろ前向きにやっていますが、気持ちが滅入ることが多いです。

私は何も知らされないまま、子どもが産めないようにする「優生手術」を無理やり受けさせられました。役所や民生委員や職親が手術を受けるように仕向けていったのです。父親は「ちょっと待ってくれ」と言ったそうですが、「今すぐに手術を受けさせなければダメだ」と強引に言われて、それで仕方なく、手術に同意する書類にハンコを押させられたんだそうです。そんなこと、絶対に許すことができない——今の私は、そんな気持ちでいっぱいです。

どうして私が強制的に「優生手術」（不妊手術）を受けさせられたのか、それが知りたくて、ここ何年か、私は何度も役所に足を運んで、当時の書類や記録を見せてくれと言ってきました。しかし、私が手術を受けることになった「審査会」（都道府県に設置されていた「優生保護審査会」）の記録は、昭和三十三年と三十六年の分しかなくて、私が受けた頃の記録はない、と言われて、見せてもらっていません。それ以外の、私が見ることのできた書類や記録は、黒く塗りつぶされたところばかりで、ところどころ読めるところには、私には嘘としか思えないことばかり書いてある。私の言い分をちゃんと聞いてほしいと思います。そして、書類や記録をちゃんと書き直してほしいと思います。そして、私の身体をもとに返してほしい。できることなら、十代の頃の身体にもどりたい。本当にそう思います。

私は自分が知的障害者だとは思っていません。しかし、どんな人であれ、その人が「障害者」だったら、何でも役所や他人が勝手に決めていいんでしょうか。そんなことが許されるんでしょうか。

でも、こんな悔しい思いをしているのは私だけではないということも今では知りました。たくさんの人が私と同じような目に遭っていることを知りました。しかし、そのつらい経験について互いに語り合える仲間は、まだほとんどいません。確かに、こんなつらい経験を他人に話すことは、それ自体がつらい経験です。みんなの気持ちが私には痛いほど分かります。私も同じ思いをしてきました。でも、私と同じような経験をした人たちともっと出会えればいいなと思っています。

そして私と、私と同じような経験をした人たちに対して、役所や国はきちんと謝ってほしい——私は心からそう思っています。

注　飯塚さん本人が、情報公開制度にもとづいて最近、入手した行政文書によると、この診療所の正式名称は「〇〇県中央優生保護相談所附属診療所」と言い、昭和三十七（一九六二）年に開設され、昭和四十七（一九七二）年に閉鎖されている。同じくその行政文書によると、この診療所は「産婦人科」と「泌尿器科」を診療科目とし、一般外来は受けつけず、旧優生保護法の第四条と第一二条にもとづく手術、すなわち本人の要請ではなく、医師の申請にもとづき、各都道府県の優生保護審査会がその実施の適否を審査した優生手術（不妊手術）のみを行っていた。ちなみに、旧厚生省が昭和二十八（一九五三）年に各都道府県知事宛に通達したガイドライン「優生保護法の施行について」には、こう書かれている。「審査を要件とする優生手術［＝第四条と第一二条にもとづく優生手術（不妊手術）］は、本人の意見に反してもこれを行うことができるものであること。……この場合に許される強制の方法は、手術に当たって必要な最小限度のものでなければならないので、なるべく有形力の行使はつつしまなければならないが、それぞれの具体的な場合に応じては、真にやむをえない限度において身体の拘束、麻酔薬施用又は欺罔等の手段を用いることも許される場合があると解しても差し支えないこと」（傍点、引用者）。ここに、旧優生保護法が「強制的不妊手術」を合法化していたという明白な証拠があるのだが、飯塚さんが手術を受けたという診療所は、本人の要請にもとづかず、場合によっては「身体の拘束、麻酔薬施用又は欺罔等の手段を用い」ることも許された優生手術を、そしてその手術だけを集中的に実施する診療所だったことになる。

二　補償はいらない、ただ謝ってほしい

佐々木千津子

佐々木千津子さん（脳性マヒ、一種一級）は、一九四八年一月一日生まれの五一歳（一九九九年六月の取材当時）である。

彼女は、日本脳性マヒ者協会「青い芝の会」のメンバーとして、自らの「子宮体験」を各地の集会で話し、障害者差別や優生思想の問題を訴えている。私が訪ねた日も、東京の集会に参加し、前夜帰宅したばかりだという。

インタビューは、まず、子ども時代の話から始まった。

四人きょうだいの末っ子だった

――お生まれはどちらですか？

広島市安芸区。でも、私が生まれた当時は村でした。家族は、祖父母、父母、姉、兄、次姉で、私は四人きょうだいの末っ子。姉や兄とは二歳ずつ違います。家は農家でした。

生後一週間で熱が出て、仮死状態になりました。熱が下がっても、言葉を話せずおっぱいを飲まな

い。飲むと吐くといった状態が続いたそうです。

——学校は？

就学免除でした。私は学校に行きたくて、「母ちゃん、学校行きたい、連れてって」と言ったのですが、「お父ちゃんがおらんからだめ」と言われました。

父は、私が五歳のときに原爆症で亡くなりました。認定はされていませんでしたが、原爆投下後、人を捜しに爆心地に入って被爆しました。父がいないので、母が働いていました。農業と、あと、乳牛も飼っていました。おもに家でできる仕事をやっていました。

学校に行けなかったので、本を読んだり、好きなことをしていました。近所の子どもとは、よく遊びましたが、歩けなかったので、ままごとではいつも赤ちゃんか病人役。文字は、兄姉や母親に教わりました。自分のほうから「教えて」と言ったのです。

一一～一二歳の頃、「仕事もせずに、食べることは一人前以上じゃ」と母親に言われてショックを受けました。それで、自分でも何か役に立てることはないかと思って、トイレの紙——昔は新聞紙だったので、それを適当な大きさに切ったり、ブドウや梨の袋を貼る段取りを整えたり、といった手伝いをするようになりました。

＊　＊　＊

佐々木さんは、集会などで「子宮摘出手術」という言葉をよく使う。が、実際は「手術」ではなく、子宮（卵巣）へのコバルト照射で、生理の機能をなくす治療を行ったらしい。

治療に至ったいきさつを聞いた。

トイレは一日二回

――コバルト治療に至った経緯を教えてください。

一五歳で初潮を迎えたんですが、今考えると、ぞっとします。経血の量が多くても、一日二回しか替えてもらえませんでした。これは、生理のときだけでなく、ふだんもトイレは一日二回。手当はいつも母親でした。でも、二歳年上の下の姉が、いつもそばにおってくれ、生理の手当も一回だけしてくれたことがあります。

生理中は、いつもおしめをしていました。ときには漏れることがあって、恥ずかしい思いもしました。それを替えるときに、いつもいつも母に言われました。

「手術をせな、いかん」「女の生理は三三年ある。じゃけん、お兄さんのお嫁さんにやってもらうことはできんのじゃけん、手術をしてなくそうや」「あなたは妊娠して子どもを産んでも育てることができないんじゃけん、子宮がないほうがいいじゃろ」

その手術をされるのが、こわくてこわくてたまらんかったです。

二〇歳の九月だったと思います。一カ月間、母子入園という形で施設に入りました。更生指導施設に入れるかどうかを見るための入所でした。

最初は母親と一緒だったが、一週間くらい下の姉と代わり、そのときに生理がきたんです。

――施設に入ろうと思ったきっかけですが……。

上の姉が見合いをしたときに、間に入った人に「からだの不自由な妹さんがおると、遺伝が怖いので」と、一度断られたのです。家族は、私にはそのことを言いませんでしたが、本当は、自分がいると姉が結婚できない、と思いました。それで「家におったら甘えてダメになるけん」と自分から言ったのです。

施設の他に行くとこないかなーと思いましたが、全然思いつきませんでした。

それと、話は前後するけど、私は笑うとオシッコを漏らしてしまうんです。それをずっとやってたらみんなが怒って、「いい年をして恥ずかしい」って、すごい悪態をつかれたんです。それで、もう、死にたいなーと思いました。家の中の梁にひもを通すことができたら、死ぬことができるのになー、死にたい、死にたいと思いました。母親にも「死ね」と言われました。

そんなこんなで、家を出たら何もかも引きしまると思ったが、全然ダメでした。

子どもが産めなくなるなんて知らなかった

何で施設に入った九月を覚えているかというと、母親が子宮のコバルト照射のことを障害者の親から聞いて、「手術する方法があるけん、やってみるか」と言ったのです。そのころは何も知らんかったので、飛びつきました。更生施設の指導課長に、「自分の生理の後始末ができんかったら、ここに入れん」と、面と向かって言われてたせいもありました。

広島市民病院でコバルト照射したのは、二〇歳の十月十四日〜二十日。そのことは、今でもハッキリ覚えています。

その前に、産婦人科の診察を受けました。医者には「仕方ないね」と言われました。母親に負ぶさっていった姿を見てそう言われたんです。

憂鬱で憂鬱でたまらんかったです。行きたくなかったけど、言えんかった。母親の愚痴が始まると思ったら、言えんかったです。

一週間続けないと効き目がないと言われて、七日間毎日やりました。やったあとは、苦しくて気持ち悪かった。病院に行くと、「気分が悪くなっただろう」って聞かれました。前もっては言ってくれなかったです。これで子宮の動きを止めて、生理がなくなるとのことでした。

一週間経って、「これで終わり」と言われたときは、ホッとして寂しくなりました。家に帰って泣きました。「これで女でなくなった」と感じて……。

その後一回だけ短い生理があって、そして、その後はなくなりました。

私は、「生理をなくす手術」とは知っていたが、子どもが産めなくなるとは知らなかったのです。「産めない」と知ったのは、翌年になって更生施設に入ってからです。同室の障害者の人に「生理は子どもの卵だよ」と教えてもらいました。

「ウソじゃろう、生理と子どもは関係ないんじゃろ?」

「イヤー、生理はそうだよ」と言われて、やっと気が付いて、できれば取り返したいと思いました。このことを知っていたら、絶対やらんかった。

――コバルト照射後、身体の変化はありましたか？

母子入園の施設に戻ってから、後遺症がしんどかったです。朝起きられない、頭痛、寒気、倦怠感。寒くなったり、暑くなったりが、毎月一〇日くらい続きました。でも、母親は厳しかったし、怖くて言えませんでした。その後、声が太くなりました。それに、胸が大きくなるころだったが、ペシャンコになりました。

九八年七月、更年期対策でホルモン剤を飲んだら、急に胸が大きくなりました。もっと早く飲めばよかったなあと思います。

――その後の生活は？

翌年一月、二一歳で更生指導所に入りました。

そこで、生まれて初めて車いすを作りました。それまでは、四角い板にキャスターを四つ付けたものにお尻を乗せて、足で蹴って動いていました。機能回復訓練では、ボックスに入って立ったり、足で石磨きをしたりしました。職業訓練はできることがなかったです。

更生指導所に四年四カ月いて、「ダメじゃけ、出てけ」と言われ、二五歳のときに新しくできた療護施設に入りました。

ここでも、知的障害者で、二人くらい手術した人がいました。

＊　＊　＊

一七年間施設で暮らした佐々木さんは、三八歳で自立生活を始めた。

施設から自立生活へ

――自立生活を始めたきっかけは？

一九八六年八月初め、障害者と健全者の大交流サマーキャンプが広島で行われました。「キャンプに行く」と言って施設を出て、それきり施設には帰らなかったのです。

実は、その五〜六年前から施設を出ることを考えていましたが、介助者も少ないし、なかなか決心がつきませんでした。そのころ、施設に好きな人がいました。結婚して施設にきた人で、その人のことを忘れたかったのもあって、施設を出ようと思ったのです。

キャンプ後、知り合いの家を転々としました。

二、三日して下の姉に「もう、四、五日したら帰る」と連絡し、それから一週間くらい放っていて、ころっと忘れてました。

そうしたら、尾道の知り合いのところに親から電話があったらしく、知り合いに、「やばいことになっている」と言われました。「これ以上帰らんかったら、警察に連絡する」と言われたそうです。

八月の終わり頃、介助者と、障害者一人に付いてきてもらい、実家に話をするために帰りました。

「施設がいやなら、この家にいればいい」と母。

「いやだ」と私。

兄とは絶交状態で、話し合いにも出てくれませんでした。

近くに住む義理の叔父さんが中に入ってくれ、「千津子もやりたいことがあるんじゃろから、押さえつけんでもええじゃろ」と言ってくれました。「小さい頃から外へも出んと、じっとしてたんだから」。

結局、「三年間は好きなようにしていい。でも、生活保護はダメ。お金を送ります」という約束で、許可がおりました。

しかし、障害年金（当時、月約六万五千円）と月五万円の仕送りとでは生活していけないので、不足分は生活保護を取りました。介助料は、生活保護の他人介護加算の大臣承認まで取りました。


――どのような生活をしてたのですか？


私の活動基盤は、「青い芝の会」でした。広島市内の皆実町に「青い芝の会」の事務所があったので、その近くで家を探しました。大家さんがいい人で、「サー、これからやるゾ」と意気揚々でした。

しかし、その三年間、年に一回は入院してました。介助者が少なくて、昼間は一人。チョコレート、ブドウパン、クッキーなどばかり食べていて、ほとんど栄養失調状態。一カ月後には、「お腹が痛い」と、救急車で病院に運び込まれる始末でした。

親にも連絡が行きましたが、親は三年間は何も言わなかったです。

三年たってから入院してたら「帰ってこい」と言われました。兄嫁がスゴイ人で、「もう三年たったけ、あんたが何て言っても連れて帰る」と言われました。自分では、その約束はすっかり忘れていました。

寝たきり状態になって退院して、ちょっと実家におって、またすぐこっちに戻ってこようと思っていました。実家では、奥の部屋に閉じこめられた感じで「外に出られんもんで、やっぱりここはいやだ」と思って、「向こうの家に帰りたい」としつこく言いました。

「そこまで言うなら、介助者がおらんときは、私らを呼ぶこと」という条件付きで、元の家に戻ることができました。

母はその頃、脳梗塞で痴呆になりかけていました。

自立生活に戻ってからも、兄嫁や姪がちょくちょく訪ねてきました。でも、あるとき兄嫁といっしょに医者に行き、医者が私を廊下に出して兄嫁と話をするので、「何で、本人抜きで話をするか」と怒ったら、それっきり、兄嫁はウチと口をきかんようになりました。四年くらい前のことです。以後、連絡はありません。母、兄、姉とも、付き合いはありません。でも、今でも夏と冬には、お中元とお歳暮を贈っています。

＊　＊　＊

現在彼女は、広島市南区の3Kのアパートに、ネコの「メイ」と暮らしている。

室内は、車いすで動きやすいよう、二つの六畳和室のふすまをはずし、フローリングに改装している。

取材で訪れた日は、一九歳の大学一年生の女の子が二人、介助に来ていた。

旅行が楽しみ

――現在は、どのような生活をしているのですか？

生活の中心は、現在も広島&全国青い芝の会の活動です。経済的には、生活保護、年金で暮らしています。

自立を始めても、一日中人が来ない日もあって、「このまま死んじゃうのかな」と思うような日もありました。「お金があっても、人がいないとダメ」と痛切に感じます。

――現在の介助体制は

月～土の昼間　「てごーす」（市内にある自立生活センター）から八時間

月・水・金の夜　「てごーす」

火・木・土の夜と日曜日はボランティア

でやりくりしています。在宅のときも、施設でも、いつもビクビクしていたので、今が一番平和。誰にも、何も言われないことが一番嬉しいです。それに、大阪や東京等、いろんなところに行けることが幸せです。

海外旅行は、五年前には、アメリカのサンフランシスコに、二年前には、カナダのバンクーバーに行きました。他の国の障害者の生活はどーなのか興味があって、学生の海外研修にくっついて行ったんです。旅行？　好きです。

今は、ネコとどちらが長生きできるか競争です。ネコの名前は「メイ」。五月に家に来たから「メイ」と名付けました。

――二〇歳のときのコバルト照射のこと、いまはどう思っていますか?

補償はいらない。ただ謝ってほしいです。でも、誰に言ったらいいのかわかりません。親かな?親は、その件に関しては絶対に許せん人物です。

＊　＊　＊

佐々木さんの世代の重度の障害者の中には、「自分で生理の手当てができないのだから仕方ない」「他人に生理の介助を受けるのは、恥ずかしいこと」「自分には結婚や子育ては無理」「一生施設にいるしかないのだから、手間のかかる生理なんていらない」と、あきらめや無力感の下に、月経をなくす手術・治療に同意してしまった人は多いようだ。

私（筆者）は、そのような体験をもつ人を、佐々木さんを含めて五人知っている。しかも五人とも、その後施設や在宅から、地域での自立生活を実現させているのである。

あきらめの中で、ときには佐々木さんのようにそのことの意味を十分に知らされないまま「同意」させられた治療・手術は、いったい誰に責任を問えばいいのだろうか?

しかし、彼女たちが「障害者は不良な生命」であり、「母となるにふさわしくない」という優生思想のもとで治療・手術を受けさせられたのは、紛れもない事実である。そして、旧優生保護法が優生思想を強めたことも、また歴史的な事実である。

「補償はいらない。ただ謝ってほしい」という佐々木さんの思いを、行政関係者たちは重く受け止めてほしいと思う。

（聞き手・堤愛子………ＤＰＩ女性障害者ネットワーク）

佐々木千津子さんより――三年後の現在（二〇〇二年十月）

あれからどうしてもあきらめられず、当時の施設の職員だった人に会って話を聞いたり、放射線を受けた病院に行ったり、市役所で調べたりしたけど、はっきりしたことはわからず、大きな壁にぶつかったような感じなのです。

そして、広島で同意者を見つけて活動を始めようと話を進めているけれど、うまくいかず、今年（二〇〇二年）の初め頃から精神的に落ち込んで何もできない状態が続いていたけれど、今は少しよくなったが、まだ集中力がなく、読み物ができなくて困っている。やらなければいけないことがたくさんあり、そういう時は安定剤を多めに飲みながらしています。

それでも突き止めたいという気持ちがとても強くて、どうしていいのかわからずとても悩んでいます。とてもじれったい気持ちでいます。

【増補新装版　編者追記】佐々木千津子さんは、二〇一三年八月十八日に六五歳で急逝されました。ご冥福をお祈り申し上げます。佐々木さんが本書やビデオ『忘れてほしゅうない』（二〇〇四年、ビデオ工房 AKAME）で語り訴えたリプロダクティブ・ライツを、障害のある／ないにかかわらず、すべての人に実現したいと考えています。

三　ある元・施設職員の方からの手紙

私は某精神薄弱者施設で働いておりましたが、以下に述べますような手術は、一九七一年に行われたと記憶しております。

当時二十五、六歳の知的障害をもつ女性でしたが、細面の綺麗な方、感情のコントロールがうまくいかず、ハイパーな状態が続くと落ち着かず、キャーキャー騒ぎ、男性を追いかけ、特定の男性との性的関係が度々、職員の目にとまり、管理上監視しきれないという主任と看護婦の意見で、家族を説得、事後報告として職員会議で知らされました。「お腹の病気なんだって」と本人は帰宅できることでウキウキ荷造りをし、十日間ほど退所、子宮全摘（腹部十センチ以上の傷）を受けて、「お腹良くなったヨ」と戻って来ました。腹部を押さえて「痛いよ」と時々訴えに来るようになり、更に一、二カ月すると「先生、生理来ないヨ」と毎日、職員室のドアをノックしては繰り返し訴えるようになりました。その都度「おかしいね」、「今に来るかもしれないよ」等と誤魔化した対応をしていました。物品の貧しい当時の施設生活では、生理用品を職員から貰う事でさえ、喜びの一つだったようにも思われます。次第にふっくらとした頬も痩せてきて、皺も増え、年齢よりも老けてき始め、感情面も沈みがち、ハイパーなとりとめのない行動は減少してきたように記憶しています。男性との接触も管理上、心配のないため放っておかれたのでしょう。この女性の手術以前にもすでに一人（子宮を）全摘された方もおられました。性関係が見つかるとすぐに、この話が職員間で持ち上がったように思います。職員は、少年院からの人、中学教員からの人、社会福祉専門の人などでしたが、誰一人として、この件について疑問を投げかける者はおらず、むしろ当然の事と、事後承諾していました。私自身も全く同様で、考えますと強い自責の念に苛まれます。このような記憶も薄れた時点での報告では、とてもお役に立つとは思いませんが私自身、長い間かかえ込んでいた心情の吐露としてお読み戴ければ幸いに存じます。

四　どうしても納得できない——施設職員の経験から

現在、私はある民間施設で働いています。この施設では、数十名の知的障害の人たちが入所生活を送っています。

いろいろ身の回りのお世話をしているんですが、女性の人たちの生理が比較的、軽いなあと思って、ある時、他の職員の人にどうしてなのか尋ねてみたところ、「ここに入所している人たちは、身体的にも発達が遅れているから、生理も軽いのよ」と言われました。でも、それだけじゃありませんでした。その職員の人が続けて言うには、「それに○○さんは、子宮とっちゃってるからね」とのこと。「今だったら、そういう手術は人権侵害だって騒がれちゃうけど、昔はそういうことよくあったのよ」。言われて、びっくりしました。

それで、その○○さんの記録を調べてみたんです。はっきりしないことが多いんですが、ある記録には、生理時の介助に関する項目のところに、「生理なし（十代のときに卵巣摘出）」とありました。しかし、お医者さんが作成した別の記録には「二十代後半のときに子宮摘出」とあって、その理由として「月経の始末が不十分のため」と書かれてありました。卵巣を摘出して、さらに子宮まで摘出したのが本当かどうか、そんな手術を本当に二度もしたのかどうか、よく分からないんですが、いずれにしても、生理時の介助が面倒だから、というのが手術の理由であることは間違いないと思います。つまり、子どもを生ませないようにとか何とかじゃなくて、ただ単に、生理の不始末、生理介助が困難というだけで、手術を受けさせられたんだと思います。ご本人の年齢からして、手術を受けたのは一九七〇年代か、八〇年代のことだと思います。

本人の今の状態から察するに、本人が手術の意味をきちんと理解して、それに同意したとは、ちょっと考えられません。多分、福祉関係の人から手術のことをもちかけられて、それで親御さんが同意して、という形で実施されたんだと思います。

この人の親御さんは、子どもさんをとても愛しているように思います。施設に預けっぱなしで、面会にも来ない親御さんが多い中で、この人の親御さんは、毎週、この人を家に連れて帰り、本人もそれを楽しみにしています。だから、この親御さんが手術に同意したのにも、それ相応の理由が多分あって、この親御さんを一方的に責めることはできないのかなあと思います。実際、施設でいろいろな仕事についていると、世間では考えられないようなことが本当にたくさんあって、この手術も突出して悪いことと責めたてることはできない雰囲気があります。

でも、そういう現場から少し離れて考えてみると、やっぱり暴力的だなあと思うのも事実です。どこも悪くないのに、どうして生理の不始末ということだけを理由に、子宮や卵巣を摘出しなければならないのか。子宮や卵巣をとってしまえば、いろいろ身体に影響が出てくるはずですよね。そういうことを考えると、どうしても納得しきれないんです。

でも私が偶然、知ることになった、この女性のケースは、本当に氷山の一角で、こういうケースが他にもきっと沢山あるだろうと思います。

五　優生思想が生んだ女性障害者の子宮摘出
——日本にもある強制不妊手術

堤　愛子

一九九七年九月十六日、「からだと性の法律をつくる女の会」「SOSHIREN女（わたし）のからだから」「DPI女性障害者ネットワーク」など、一七団体は、厚生大臣に対し、「旧優生保護法による強制不妊手術の被害者に対する謝罪と補償を求める」要望書を提出した。申し入れの内容は以下の三点である。

一、旧優生保護法のもとで、強制的に不妊手術をされた人たち、および、「不良な生命」と規定されたことにより、誇りと尊厳を奪われた障害をもつすべての人々に謝罪し、補償も検討すること。
二、被害の実態検証のための特別調査委員会の早急な設置。
三、法律が禁止する子宮摘出事例の調査と被害者救済。

優生保護法は、ナチスドイツの断種法にならって制定された戦前の国民優生法を土台にして、一九四八年に施行された。第一条には、法の目的として「優生上の見地から不良な子孫の出生を防止する」と記されており、一九四九年から九四年までの間に、公表されているだけでも一六、五二〇人（女性

一一、三五六人、男性五、一六四人）が卵管切除やパイプカットなどの優生（不妊）手術を、本人の合意なしに受けさせられている（ハンセン氏病の患者さんもこの法律によって一、五五二人が優生手術を受けさせられているが、この場合は「合意」とされており、この人数の中には含まれていない）。

対象は、遺伝性疾患にかかっている人（第四条）と遺伝性以外の精神病や精神薄弱にかかっている人（第一二条）たちで、本人の同意がなくとも、都道府県の優生保護審査会が承認すれば、優生手術を受けさせられた。

私は脳性マヒという「障害」をもつ女性として、障害者を「不良な生命」と規定し、自尊心や誇りをひどく傷つけてきたこの法律の廃止を、約二〇年前から訴え、運動し続けてきた。一九九六年六月、長い間の私たちの願いがかなって、優生保護法から、優生的文言や条項、強制不妊手術の条項を削除した母体保護法が成立した。その当時も私たちは厚生省（現、厚生労働省、以下同様）に対し、優生保護法の過ちを認め、謝罪することと、被害の実態調査をすることを要望していたが、厚生省は何の反応も見せなかった。

九七年八月になって、スウェーデンの強制不妊手術のことがマスコミにクローズアップされ始めたが、七〇年代に不妊法を廃止し、被害者への補償を検討し始めているスウェーデンに対し批判こそすれ、九六年まで同様な法律が存在していて、補償はおろか実態調査さえしようとしないわが国の実態についてふれたマスコミは、ほとんどなかった。そこで、私たちは改めて、前述したような厚生省への申し入れを行ったのである。

選ばされた子宮摘出

私が女性障害者の子宮摘出手術の実態について、障害者の集会などで聞いたり、あるいは本や新聞などで目にするようになったのは、七〇年代の終わり頃からだ。

七〇年代の優生保護法改悪反対運動をとおして、日本脳性マヒ者協会「青い芝の会」は、「障害者は生まれてきてはいけない存在なのか」という、障害者自身からの強烈な問題提起を行った。それは、トイレや着替え、食事などの身の回りのことが少しでもできるようにという、いわゆる「身辺自立」や、からだを壊していくような無理な労働によって賃金を得ていくこと、いわゆる「経済的自立」を拒否し、障害をもったありのままのからだから出発しようという、強烈な自己肯定でもあった。そして七〇年代の後半には、年金、手当て、生活保護などによって生計を立て、二四時間の介助ローテーションを組んで、地域で、自立生活を試行する動きが盛んになった。

「青い芝の会」は男性が中心の運動であったが、一九八〇年代になると、障害をもつ女たち自身が「恋愛、出産、子育て」等、自分自身の「おんなせい」をとらえ返していくために社会的に声を上げるようになる。ここでは、書籍や新聞記事をもとに、女性障害者の子宮摘出の実態にふれてみたい。

一九八二年に、私も編集委員のひとりとして関わり刊行された『女たちのリズム――月経・体からのメッセージ』(「女たちのリズム」編集グループ編、現代書館)には、子宮摘出手術をした女性A子さん(当時四六歳・脳性麻痺)の次のような体験を紹介している。

手足が不自由で、一二歳まではすわることもできなかったという、一級の障害をもつA子さんは、現在車イスの生活をしている。彼女は学校にこそ行けなかったが、母親のきびしいしつけのお陰で、いちおうの身の回りのことは自力でできるようになった。さらに口を使って裁縫や編み物もマスターし、それでお金を稼ぐようにさえなった。

そんな彼女が初潮を迎えたのは、普通より少し遅い一三歳のとき。彼女は、またひとつひとりでできないことがふえてしまったと、くやし泣きに泣いたという。

「そのときは、普通より遅いけれども思春期やったんでしょうね。すごく悩んだわ。父に、なんでこんなに大きくなるまで育てたんや、物心つかんうちに始末してくれたら、私、こんな苦労しなくてすむんや、自分が子殺しの罪になるのがいやだったんちがうか、いうて、父の着物にかみついて破ったもんや」。A子さんが月経を経験したのは、わずか三回だけ。月経痛がひどかったことも手伝って、「あんたは女きょうだいがいないから、自分の死後は月経の手当てを、他人である弟の嫁にしてもらわなければならない。あんたの気性では、それは我慢できないのではないか。こういう手術があるそうだが、受けてみるかい」という母の勧めにしたがい、子宮摘出手術を受けたという。現在でも、A子さんは「手術を受けて良かった」と言っている。

また一九八四年に刊行された『私は女』（岸田美智子・金万里編、長征社）では、子宮摘出手術を受けた脳性マヒの女性B子さん（当時三五歳）の声を紹介している。

やっぱり私は、このままずーっと、ここ（筆者注・収容施設）で生きていかなきゃならないんだろうな。ほれたはれたなんて別世界のことだと。ここ以外行き場がないと思ったら、こんなしんどい生理なんか、あっても仕方ないと思った。関係ないと思った。ここから出られないんなら、今までの健全者の女の子のもつような、夢とかあこがれとか、結婚とかウェディングドレスとかを、子宮摘出することで断ち切ろうと思った。手術をすることで、自分は障害者として、ここでずーっと生きていくんだということを、自分に言い聞かせようと思った。

（中略）摘出手術をしたあとで、何が悲しかったって、手術したこと自体悲しかったけど、手術のあと、寮長や職員に「えらいわねえ」って言われたの。寮長も職員も、同じ女なのに、私の気持ちなんか、なーんにもわかんないくせに、私がどんな思いで手術をしたのかもわかんないくせに「えらいわねえ」って言われたのがすごくくやしくて、悲しかった。「みんなもあなたみたいだったらいいのにねえ」って言われて、事実私が手術して以来、施設のなかでドドドっというかんじで手術する人が増えたのね。

A子さんや、B子さんが子宮摘出手術を行ったのは、一九五〇年代から六〇年代にかけてであると推定される。この時代、女性障害者には「月経は汚いもの、恥ずべきもの、あってもないようにふるまうべきもの」という、女性のからだに対する否定的な価値観に加えて、「他人の世話になるのは悪いこと」という障害者ゆえの否定的な価値観が重なった。そのうえ、戦時中の「障害者は子どもを持つべきでない」という優生思想も、まだ色濃く残された時代である。月経時の介助を受けることは、大きな精神的苦痛以外のなにものでもなく、このようななかで子宮摘出を選んでいった（選ばされていった）女性障害者は、数多くいると推定される。

社会が困れば子宮摘出は必要

しかし前述した「青い芝」以降の障害者運動は、「ありのままの自分を受け入れる」ことを出発点に展開された。「障害をもっていようと、家事ができなくとも、恋愛、結婚、子育ては可能である」として、介助者を生活に入れながら、子育てを実践する障害者の夫婦も確実に増えていった。それとともに子宮摘出手術は、重度の身体障害者に対するそれよりも、知的障害をもつ女性に対するものがクローズアップされるようになる。

一九八九年十一月十八日付朝日新聞の朝刊に『生理時は精神が不安定』と障害者の子宮摘出　岡山の施設」として次のような記事が載った。

岡山県内の障害者施設で七年前、知恵遅れの女性が生理が近づくと精神状態が不安定になるという理由で、子宮を摘出されていたことがわかり、全国障害者解放運動連絡会議（略称・全障連）は一八、一九両日に大阪市内で開く会合で報告するとともに、他に似た例があるとみて全国調査に乗り出す。施設内で障害者を管理しやすくするため、こういった手術が行われているといわれているが、実態が明らかになることはほとんどない。全障連は「精神障害者の大脳の一部を切って性格を変えるロボトミー手術と同じで、人体実験だ」として追及する。

手術を受けたのは、岡山県阿哲郡大佐町の身体障害者療護施設「大佐荘」（吉田政博荘長）に入所しているA子さん（二九）。脳性小児まひによる知恵遅れのほか、両手足の障害で歩くのは困難。同施設によると、A子さんは思い通りにならないとかんしゃくを起こし、特に生理が近づくと、よく裸になったという。

このため、A子さんは「生理がなくなるとおとなしくなる」と一九八二年二月、同県内の産婦人科病院で子宮摘出手術を受けた。同施設は「家族の希望があり、病院を紹介した。手術後は以前ほど裸にならなくなった」という。A子さんの母親は「前に入所していた施設の医師からも、助言を受けた。娘に対して、こうしたらいい子になれるんよ、と説得したらうなずいた」と話す。

大佐荘は八四年の全国身体障害者療護施設研究協議大会で、A子さんの手術例を「処遇困難な事例とその対策」として報告した。このときは、子宮ではなく、卵巣の摘出手術をしたと、事実と異なる内容になっていた。執刀した医師は「月経の量も多く、無月経状態にした方がいいという医療的見解から、子宮の体部（上半分）を摘出した。母親の筆で本人の誓約書も得ている」という。

また九三年六月十二日付毎日新聞では、「障害者から正常子宮を摘出　三例、医師が認める――国立大学付属病院」という見出しで、近畿と中部の国立大学付属病院の医師が二～七年前、知的障害者三人の女性の生理をなくすため、正常な子宮を摘出したことを報じている。いずれも医師は「子宮に異常はなかったが『生理の処理の介助が大変』と頼まれて摘出した」と認めている。

さらに同紙は、「二年前に摘出手術をしたことのある中部地方の国立大学教授」のインタビュー記事を掲載している。その一部を紹介したい。

——摘出のきっかけは。

この女性は、生理時に服を脱いだり、生理用品をはずしたり、介助が困る。施設や親がそんなに困るなら取りましょう、と摘出を決めた。

——介助が大変なら薬で出血を止める方法もあるが。

この人たちが薬を続けて飲むことは非現実的だ。子宮を摘出すれば、出血は止まるし、女らしさは残り、性生活もできる。摘出しか選択肢がない。本人のためだ。

——人権侵害では。

本人が施設内での社会生活を維持するためにも、摘出はベターだと判断しており、人権侵害ではない。より社会性を持つための処置として子宮を取った方がいい。

——傷害罪など法律に触れないのか。

法律に触れるなら、それは悪法だ。そんなこと言いだしたら医療行為なんてみんな傷害罪になる。臓器に病変がある場合だけが病気なのではない。病気は社会的な問題。社会が困れば何らかの医学的な処置が必要。手術をすべきかどうかは、常に社会性も含め判断している。

——本人の同意はとらなかったのか。

摘出の意味を理解できないから、同意書にサインはもらっていない。だが家族にはインフォームド・コンセント（十分な説明に基づく同意）をとっており問題ない。

——子宮を取れば子供が産めなくなるが。

子供を産むなら育てる義務を負うはず。恋愛感情もなく、妊娠のプロセスがわからない人が産むと、子供を育てられず、母親本人のためにならない。

——倫理的に問題はないのか。

人の臓器を病気でもないのに取るということは倫理的に問題。だけど親や施設に同意をとることで倫理的な問題はクリアできる。後ろめたいことはない。

——医学部の倫理委員会にかけなかったのか。

倫理委で対象になるのは倫理観を持つ人の話。倫理がよくわからない人の場合には倫理がわかる人が適切に指導すればいい。

「社会が困れば医学的な処置が必要」「知的障害者は、恋愛感情もなく、子供を育てることもできない」。こんな考え方のもとで女性障害者の子宮が取られていくのでは、まったく恐ろしいとしかいいようがない。

過去の過ちの検証を

これまで紹介してきた事例は、優生保護法に基づく優生手術ではなく、むしろ違法な不妊手術ばかりであると推測される。しかし、一九八九年十一月二十七日付朝日新聞によれば、前年度（八八年）に優生保護審査会を通して行なわれた優生手術は四件で、そのうち二件は「疾病の遺伝を防ぐため」、残り二件は知的障害の女性で、「避妊能力や養育能力に欠けるため、妊娠を避ける目的で」優生手術が行なわれたという。女性障害者への不妊手術を考えるとき、合法・違法を問わず、その背景として優生保護法の存在を抜きにすることはできない。

女性障害者の子宮をおびやかしている背景には、おもに次の二つの要因がある。

一、「他人の手を煩わせること（つまり介助）は迷惑だ」という考え方

二、女性障害者に対する性の否定

一については、この考え方こそが障害者の自己否定感を強め、行動を狭め、自立を阻んできた。この背景には、「介助は家族が行うもの（施設介助は家族の代行）」という家族制度に根ざした価値観があるゆえに、家族の負担が大きく、ときには親子心中という悲劇を生み出すという問題もある。介助を受けることが屈辱的であればあるほど、自ら子宮摘出を選ばざるをえない障害者本人、あるいは同意せざるをえない家族は後を絶たないだろう。介助を受けることは、障害者の基本的人権である。このことを社会はきちんと認識し、その確立を急いでほしい。

二については、実際には適切な介助（知的障害者に対するアドバイザーも含む）さえ得られれば、障害者の子産み・子育ては十分に可能だ。にもかかわらず、女性障害者は、「子産み・子育ては無理」という決めつけと「障害者は子どもを産むべきでない」という優生思想によって、「産む性」を否定されつづけている。

さらに私は、優生保護法の「本人同意によるもの」とされる、遺伝性疾患を事由とする優生手術（第三条第一項・二項）にも思いをはせてしまう。第三条第一項・二項には、「本人もしくは配偶者

（第一項）または四親等以内の血族関係にあるもの（第二項）が、遺伝性の精神病や遺伝性身体疾患を有している場合に、本人と配偶者の合意を得て優生手術を行なえる」とある。これによる手術件数は、一九四九年から九四年の間で六、九一〇人（女性六、一九〇人、男性七二〇人）になる。

多くの女性障害者が、「月経時の介助の軽減」を理由に子宮摘出に追い込まれていったように、最初に産んだ子が障害児だった女性や、血縁関係に障害者をもつ女性たちの多くが、「合意」という名のもとで、優生手術に追い込まれていったであろうことが想像される。

このように優生保護法と優生思想は、障害の有無を超えて、多くの女性達に優生手術を強制してきた。

ところが、厚生省は「わが国の優生手術は、合法的に行なわれており、再審請求の道も開かれていた。決して『強制』ではない」として、私たちの申し入れをすべて拒んでいる。

しかし、一九五三年の「優生手術の実施に関する厚生省通知」によれば、手術をするにあたって、「身体の拘束、麻酔薬の使用、だますなどの手段を用いても差し支えない」と記してある。これは「強制」以外の何ものでもない。そして、人権上問題があるからこそ、昨年、法から優生的文言を削ったのではなかったか。

優生保護法がなくなっても、きちんと過去の過ちを見つめ検証をしない限り、優生思想は存在し続ける。そして女性障害者の子宮摘出手術や、女のからだが大切にされない状況は変わっていかないであろう。

＊『インパクション』一〇五号（一九九七年十一月十五日発行、インパクト出版会）より転載

六　断ち切れぬ想い……

南雲君江

二〇〇〇年五月十八日、私は生まれて初めて手術を受けた。身体のどこにメスを入れたかといえば、子宮だった。

このことを文章に表すといろいろな思いを書くことになる。

長い間、自分の中で悶々と悩み、文字に表せばいくらかは心も軽くなるだろうと思っても、なぜか気持ちが言葉にならなかった。きっと文章に書き始めたら、まとまりつかない文章になりそうで心配だが、とりあえず書こう。

母の気持ち

ことの始まりは、一九九九年の春頃のことだった。

秋に弟が結婚することになり、両親へ「結婚式へ出たい」と投げかけたことから、母との関係が最悪になった。そのことは一言で言えば、私たちの親の世代の「世間体」に対する傷が、原因だった。

私にとっては弟の結婚式に出る出ないということよりも、身体に障害をもった娘を隠したい、何とか結婚式を無事に成功させたいという、母の気持ちが痛かった。

今はバリアフリーという言葉がメジャーになり、街中で車イスを見かけるのも、当たり前になりつつある。それには身体に障害をもつ当事者や家族、友達が好奇の視線を感じながらも、怯《ひる》むことなく我が身をさらしてきた証だと信じてきた。

私が子どもの頃は、母に手を引かれ家の周囲を歩くだけで、行き交う人たちの視線を感じた。どうして自分だけが周囲の人たちに見られるのかというと、歩く姿勢がぎこちないからだった。だから自分と同じ年ぐらいの子どもからのまなざしと、「どうしてちゃんと、歩けないの」という問いかけがなによりも辛かったし、そばにいてそのような光景を見ている家族は、もっと複雑な思いでいただろう。同じわが子を連れて歩くにしても、障害をもつ私の手をとり、私の歩く速さに合わせ、周囲の視線にさらされながら歩くより、障害をもたない弟と出かけるほうが、母の気持ちも晴々としていたのではないか。二人の子どもの間で、母はどんな気持ちでいただろう。その頃の私は、ただただ母にほめてもらいたくて、精一杯良い子でいようとしていた。だけど、弟といくら張り合っても、思うように動けない歯がゆさから、いつもかんしゃくを繰り返していた。

障害をもっている私は、月日を重ねるなかで、自分の障害を受け入れられるように、傷ついた気持ちを癒しながら、今日に至っている。だけど私の母は、傷ついた気持ちのまま、暮らしている。そのことにやっと気づいた自分がとても悔しく、ぼう然となった。

そしてまた私という存在、三七年間生きてきたことも、否定されたように思えた。

そのあとしばらくの間、私から母へ電話をかけなかった。たまに痺《しび》れを切らしたように、母から電話がかかってきたが、そのたびに何となく喧嘩ごしの会話が続いた。

　母との意地の張り合いをしていても、当の弟とフィアンセとは、手紙を出したり、町田の我が家へも二人で来てくれたり、私の気持ちを受け止めてくれた。もう、弟の結婚式へ出なくても、気持ちは通い合っている。私の気持ちを弟たちが受け止めてくれるだけでも、とてもうれしかった。

　弟とは四つ離れていて、私が五、六歳のころから養護学校を卒業する一二年間一緒に暮らしただけだったが、彼は彼なりに障害をもつ私のありのままを、見ていてくれたのだろう。

　一緒に暮らしていたときは、精一杯お姉さん風を吹かし、取っ組み合いの喧嘩もしたし、離れて暮らし始めてからは、互いに距離を置きながら「まっ、がんばってくれや」と励ましてくれた。異性ということもあって、べたっとした接し方ではないが、会って会話を交わせば、お互い言いたい放題言い合える家族のままだった。

　今では互いに結婚し、だけど今が一番「きょうだい」として、彼とつながっていると感じられる。もちろん、彼のパートナーもかけがえもなく、愛しい存在である。

断ち切れない想い

　脳性マヒという同じ障害をもつ耕治さんと結婚してから、私の気持ちの中で、何度も打ち消しながらも、赤ちゃんをつくりたいという思いを抱いている。

　身体に障害をもち、一人暮らしや結婚をできただけでも、この上ない幸福なのかもしれない。

　たしかに、家族から自分たちの結婚を反対されていたときには、とにかく一緒に生きていけたらという気持ちで一杯だった。それでも二人の生活が成り立ってくると、自分たちの「家族」をつくりたいという気持ちが生まれる。

毎日のようにホームヘルパーや介助者と関わり、関わる人たちも絶え間なく入れ替わっていく。これはこういう生き方を選んだ、私たちに課せられた人生ともいえる。しかしそういう人生であろうと、他人同士の関わりだけでは、あまりにも淋しく、辛い。

突き詰めて考えると、出産と子育てへの憧れは、自分が経験してこられなかった母とのスキンシップ、淋しいと感じたときに、ぎゅっと抱きしめてくれるようなぬくもりを自分の身体で感じたい、それこそが私がいちばんとり戻したい願いである。

何年経っても、どんなに介助者が入れ替わっても、離れることはない「家族」があればと切に願う。「夫婦」って、「家族」と呼べるのだろうか？　夫婦に子どもができて、家族になるのだろうか？　そんなたわいのないことを、真剣に考えていた時もあった。人間というのは本当に欲が深い生きものだとつくづく思う。

でも私が子どもを産むとは、できるわけがない夢と、自分で諦める理由を求めようとしていた。ちょうどその頃の出来事だった。「優生保護法が母体保護法へかわる」「母体保護法に、胎児条項が導入される」というニュースがＤＰＩ（障害者インターナショナル）女性障害者ネットワークの連絡網で流れてきた。

その時はそれがどういうことなのか、全く理解できなかった。胎児条項とは、もし胎児に障害があると認められたら中絶してもよいという条文なので、それを突き詰めると「障害をもつ子は生まれないほうがよい」という意味に成り得る。

～もし、私が妊娠したら両親やお医者さん何て言うだろう～　その疑問を抱きながら、きっと否定されるだろうと、自分勝手に決めつけていた。

「障害をもつ自分が子どもを産んではいけない」——それは、知らず知らずのうちに私の心に染み込んだ言葉。そしてそれは子どもの頃から、母から言われていた言葉だった。

「障害をもつ人が子どもを産み、育てることはとても大変なことだし、生まれてきた子どもが一番、苦労をする」

そういう言葉を聞きながら私は育ってきた。だから、余計に子どもを産みたいという憧れを抱く。だけどもし、「私も赤ちゃんを産みたい！」なんて口にしたら、一瞬のうちに「私」という存在が打ち砕かれるのではないかと、とても怖かった。身体に障害をもつ「私」が、「おんな」であるために、どんなに口が裂けようと、この思いは絶対に母へは言うまいと自分に誓った。

《おんな》としての証し

そんな心の揺れが、私の身体にも現れた。

昨年の七月、それまできちんと来ていた月経が、来なかった。過去を振り返っても、こんなことは一度もないことだった。まして、自分が「妊娠」するわけもなく、精神面のショックで身体がおかしくなったのかと思ったほどだった。母との気持ちと気持ちのぶつかり合いというか、自分を産んでくれた親から自分が生きていることを否定されたことが、私にとっては何よりも大きいショックだったのだろう。

一カ月の無月経を過ぎて、念のために市販の妊娠検査薬で調べてみたが、何の変化もなかったので、産婦人科への受診を決意した。

八月上旬、介助者と一緒に、町田市民病院の産婦人科を受診した。

尿検査を終え、産婦人科の診察を受けた。月経がなかったのは、精神的なストレスだろうということで、確認のために超音波を見た。そして、「子宮筋腫がありますが、子宮を取ればよくなりますから」とたんたんと言われた。私はまさか自分が「子宮筋腫」だなんて、思ってもみなかった。しかし、勇気を振り絞って、「できれば私、これから子どもを産みたいです」と言った。

次の瞬間、先生が「えっ！」という、驚きの表情をした。

私にとっては、その「えっ！」という反応にショックを受け、その場で泣き崩れた。何となく「障害者だから、子宮はそんなに必要じゃない」というような雰囲気を感じた。

私はずっと赤ちゃんを産み・育てたいと願っているが、なかなか実現に至らない。

身体のリズムを知るために、基礎体温をつけ始め、障害者の性や結婚・子育てなどをテーマにした、「セクシャリティープログラム」を受講したり、「らぷりーぺあれんと」という、障害をもちながら子育てをしている母親のグループに加わって交換ノートでいろいろとおしゃべりしたり、自分にできる限りのことをこれでもか、これでもかという思いで実行している。

しかしどんなに強く願っていても、パートナーがいて成り立つことで、お互いが納得しなければならない。彼は子どもがいなくても、二人で楽しく暮らしていきたいという気持ちでいた。耕治さんは早くに両親が他界し、お姉さんの家族と暮らしていたため、子育ての大変さを知っていた。だからそんなに子どもを欲しいとは思っていなかった。

また子どもがいない今でさえ、自分の介助を頼める男性介助者が少ないのに、この上私が妊娠し、二四時間介助を要するようになったら、男性の介助者を入れにくくなるという不安を抱いていた。

彼の気持ちはわかっていたが、たとえ子どもがいなくても、この先お互いの障害が重度化していけば、否応なしに常時介助を入れるようになるだろう。でもそれは自然な成り行きであって、その時その時、自分の体力や障害の変化を受け止め、介助者を募ればいいことである。

私は子どもの頃から、「周囲にいる人たちから、可愛がられる障害者になりなさい」と言われながら育ってきたが、どんなに両親の言うことを聞き、施設生活でも職員から注意などを受けぬ、まじめな利用者でありたいと思ったが、そのように努めて、本当に自分の人生を生きることになるのかと、長い間悩みもした。結局、かなり遠回りしながら現在の生活にたどり着いた。

私たちに子どもができたら、大きなおなかを抱えて介助者を集めに行きたいし、男性、女性にかかわらず、介助者と一緒に子育てをしていきたい。子どもがいてもいなくても、介助者を入れる生活には、何の変わりもない。あくまでも、自分たちの生活に合わせて介助を入れて暮らしていきたい。

癒えることのない心の傷

二人でそんな話を交わしたあとに偶然、ある男性介助者から、同じことを言われた。「〇〇さんや△△さんは子産み・子育てができたけど、なかちゃん（私のニックネーム）が妊娠したら、寝たきりになって大変だから、無理だよね」と……。

その時にはっきりと自分の気持ちを表現できたら、こんなに深く傷つかずにすんだと思うが、大切な男性介助者を失いたくないと思うばかりに、私も耕治さんも口を閉ざしてしまった。その場はただただ自分の感情を抑えるのに必死だったが、男性の介助者から言われたことに、涙が止まらなかった。

せめて耕治さんから、私たちの気持ちを彼に伝えて欲しかったが、当時の耕治さんにとって彼は、最良の介助者だった。あんなに障害者の自分が辛いと思ったことは、生まれて初めてだった。自分たちに不可欠な介助を得るためとはいえ、自分の夢や憧れを諦めなければならないのかと思うと悔しかった。

ただ私は自分が果たして子どもを産めるのか、産めないのかを確かめたかった。自分でできる努力をして、不可能であれば、納得して諦められるだろう。だけど何の努力もしないで、諦めることはしたくない。

だから長い時間をかけて、お互いの気持ちと向き合ってきて、やっとこれから、「赤ちゃんをつくろう」と話し合った矢先の子宮筋腫だった……。

もし、私の身体から「子宮」をなくしたら、ただの「障害者」になってしまう。子宮筋腫になったことが、私の「おんな」という証しならば、何よりも悲しい。

虫の知らせ

子宮筋腫の診断を受けて約三週間後、もっと詳しい状態を知るために、ＣＴ検査を受けた。結果は、同じだった。さて、この先どうしようということになり、手術をして子宮を取るか、薬による化学療法を取るかということになった。その時の私は、とにかくどうしても子宮だけは残したい一心で、化学療法を選んだ。

子宮筋腫の化学療法は、薬を服用して筋腫を小さくするというものだった。薬を飲んで月経を早めたり止めたりすると言われて、とても怖かった。とりあえず化学療法を選んだが、これでいいのかと悩んだ。

そんな間にも時々、母からの電話がかかってきたが、もう私にとっては親子喧嘩なんてどうでもよかった。売り言葉に買い言葉のノリで「今はお母さんのことより、自分の身体のことで目一杯だよ」と口走ってしまい、「身体のことって、どうかしたの?」と問い詰められて、あっけなく子宮筋腫のことがばれてしまった。

私はできることなら、両親には知られたくなかった。これ以上、両親に心配をかけたくなかったし、これ以上自分を傷つけたくなかった。自分を守りたかった。

「お母さんね、つい最近、君江が妊娠した夢を見たんだよ。きっと虫の知らせね」

私の話を聞いて、母がしんみりと言った。私もびっくりしたが、その一言で二カ月ぐらい続いた親子喧嘩が、パタリと消えた。

母と娘って、やはりつながっているのかな……、そんなことを思いながら、「大丈夫よ、耕治さんと乗り切ってみせるから」。そう言って、母との電話を私は切った。

子宮を残したい〜セカンド・オピニオン〜

私の介助者の中に、子宮筋腫で手術を受けた女性がいて、今回も度重なる通院にも付き添ってくれ、それ以上に精神面でもいろいろ支えてくれていた。あの時期は、何よりも彼女の存在が大きかった。

彼女から「別の病院でも、診てもらおうよ」とアドバイスを受けた。もしかしたら、もっと違う診断を受けられるかも知れないと思いながらも、男性の産婦人科医はちょっと怖いと思った。できれば女性の産婦人科医に診ていただきたいと思った。

私は二、三年前から「優生手術に対する謝罪を求める会」という集まりに関わっている。

この会に関わる人たちは、障害をもつ当事者や産婦人科医、女性運動をしている人、優生学などを研究している人など、さまざまである。私はこの活動を通して、自分が当たり前のように言われてきた「月経の始末を自分でできなければ、子宮を取るようになるよ」という言葉は、とても重大な意味があったんだと、やっと気づいた。たしかに、夏の暑い日など、狭いトイレの中で月経の始末を汗まみれで格闘するときは、こんなに大変なことを繰り返して、何になるのだろうと思うこともある。

障害者と呼ばれる私たちは、一般的に障害のあるところばかりに注目されて、あまり性別、性差を重視されていないと思う。障害者だけではなく、高齢者も施設とかで異性の入浴介護などが日常的に行われていると聞く。最近になって障害者の生活にも、同性介助が定着してきたが、こうして結婚していても、性別よりも障害という部分が強調されているようで、ふと息苦しさを感じる。

しかし私が「おんな」だということを大事にしたい。ただの「障害者」と一まとめに見られるより、一人の「女性障害者」と見られたいし、身体に障害をもつ女性として生きていきたい。

とにかく子宮筋腫のことをもう一度確かめてみようと思い、「優生手術に対する謝罪を求める会」のメンバーで、産婦人科医師の丸本百合子先生へ電話をかけた。初めはやはり言語障害があるため、私の代行として介助者に電話で話してもらったが、途中からは自分で受話器越しに丸本先生とお話しした。

一応の経過を伝えた後、「話だけでは何とも言えないから、一度診てみましょう」とおっしゃられた。丸本先生とは「優生手術に対する謝罪を求める会」の集まりで同席したり、障害者の自立生活センター主催で、丸本先生の講演を聞かせていただいた。それまではそんなに丸本先生と直接的な接点はあまりなかったけれど、お話を伺ったり、いくつかの著書を拝読しているうちに、丸本先生の人柄や考え方に憧れを抱いた。

九月に入って早速、丸本先生が勤められている同愛記念病院で、耕治さんと介助者を伴って受診した。

そして、丸本先生に超音波で子宮の状態を診察していただいた。結果としては、やはり子宮筋腫には何の変わりもなかったが、「たしかに筋腫があるから、妊娠がしにくいとか、妊娠しても充分に気をつけないと、流産しやすいかもしれない。当分は半年に一度ぐらい、エコーでチェックしていけば大丈夫でしょう」と言う丸本先生の言葉に、ホッと胸を撫でおろした。そして、私の子宮の状態も、小さなホワイト・ボードに子宮の図を描いてわかりやすく説明をして下さった。

突然の手術告知

翌年の四月、子宮筋腫の定期検診を受けるために、丸本先生の新しいクリニックを訪ねた。この半年の間、子宮筋腫に関する本やテレビ番組を見、ノートパソコンでその種のホームページを検索しながら、様々な情報を集めた。不思議なもので、本で読んだことと自分の月経の状態と比べてみたり、たとえば多月経とか、血液の固まりが出ると聞けば、私も同じかなと思い、具体的な判断基準がわからなくて、とても不安だった。とりあえず、丸本先生の検診を待とうと、心に決めていた。

丸本先生がエコーで子宮の状態を調べようと、腹部を見たとたん「なに、こんなに大きくなっちゃって！」と驚かれた。そしてエコーを確認しながら、言葉を続けられた。

「南雲さん、ここ半年の間にかなり筋腫が大きくなっているの。できるだけ早く手術をしたほうがいいんだよね」

私は突然のことに、涙がこぼれた。それはただ手術を告げられたことに対してではなく、昨年の暮れあたりに、腹部が突然痛くなったり、月経の量が多いように感じたことを思い出した。

でも、その時はたいしたことはないと、自分に言い聞かせてしまった。あぁ、あの時に診てもらえば、こんなことにならなかった！　心の中で悔やんでも悔やみきれない思いが、うずまいていた。そんな思いの間、丸本先生は私の右手をそっと握っていて下さった。丸本先生の励ましを受け、前向きに手術を受けようと決めた。

とにかく早急にもっと詳しく検査を、以前丸本先生がおられた同愛記念病院で受けることになった。具体的な検査や入院に関する手続きを、丸本先生の迅速な指示で進めていった。

いくら頭の中では「手術」を受けることを理解していても、心のなかでは子宮を取ることになるのではないかという不安があった。四月十七日に同愛記念病院でMRI検査や血液検査を受けて、着々と手術へのプロセスをこなしていく。私は自分がおかれている状況を受け入れるため、丸本先生へ自分の気持ち――子宮を残したい。赤ちゃんを産みたい――ということを手紙で伝えた。

丸本先生は私が手紙を書いたり、ファクスを送ると必ず返事をファクスで送って下さった。丸本先生は私の気持ちを理解した上で、「まずは自分のからだのことを、大切に考えて下さい。南雲さんの希望をかなえられるようにしたいけれど、万が一には、子宮をとる覚悟をしておいてください」というような、厳しい言葉があった。

またそれとは逆に「同愛記念病院としても脳性マヒの患者さんは南雲さんが、初めてだと思います。脳性マヒという障害がどのようなものなのか、説明すれば理解してくれるでしょう。事情のよくわからない人が善意であなたを傷つけてしまうことが、ありはしないかと心配です。でもそんなときには、黙って我慢していないで、あなたの気持ちを伝えてくだささい。脳性マヒ者をよく知らない医療者に、それを理解させるような働きかけをすることは、障害者を社会に受け入れさせるためにも、大切なことだと思います」と心強い言葉を書いて下さった。丸本先生の言葉を受けて、看護婦さんにお願いしたいことを箇条書きにして、丸本先生へファクスを送った。その甲斐あって、MRI検査や採血のときも、自分からお願いしなくても、私の望むように配慮していただいた。検査を終え、丸本先生に書いていただいた紹介状を、産婦人科の川端先生へ渡した。もちろん既に、川端先生には丸本先生から連絡が伝わっており、すべてを理解されていた。

以前の苦い経験から、男性医師に対していささかの不安な気持ちがあった。内診の後に川端先生から「手術をして子宮が残れば、ちゃんと赤ちゃんも産めるようになりますよ。無事に子宮が残ったら是非、赤ちゃんをつくってくださいね」という言葉を聞いた。あの時が一番、うれしかった。思わず、涙がこぼれた。この一言を聞きたくて、自分の身体で赤ちゃんが産めるかどうか、悩んで悩み抜いた末に、やっと巡り合えた言葉だった。それも男性の先生から言われたことが、私にとってはこの上ない喜びだった。

不安の中で

一時は自分の気持ちの揺れに、どうしたらいいのかわからず、夜、眠りに就けず泣き、隣りで寝ている耕治さんを起こしたり、親友のカルちゃんこと、川上美也子さんに何度もピア・カウンセリングのセッションの相手をしてもらいながら、どれほど泣いただろうか。

とにかくカルちゃんは、混乱している私にとことん、付き合ってくれた。おたがいの時間が許すときは、我が家へ来て私の話を聞いてくれた。そして「なかちゃん、子宮というところはね、お母さんと子どもをつなげているんだよ。たまたまなかちゃんの子宮には筋腫というしこりができちゃっただけで……。これから手術を受けて、筋腫を取ることができれば、きっとなかちゃんとお母さんももっと、近づき合えるからね」と励まし続けてくれた。

あの時ぐらい、周りにいる人たちの存在が、有り難いと思ったことは今までになかった。

四月二十八日、MRIなどの検査結果を聞くために、同愛記念病院へ行った。検査の結果は、手術を受けられる状態であった。

五月十五日に入院、十八日に手術と決まった。

ただ血液検査で私の血液型が、AB型であることが初めてわかったのである。生まれてこのかた三七年間、自分の血液型はA型と認識していたので、とても驚いた。そして、その他にも私がB型肝炎のキャリアであると告げられた。また、そのあとに「気をつけないと、パートナーや介助者へ感染する可能性がありますよ」と川端先生がおっしゃられた。

B型肝炎のキャリアというのは、B型肝炎ウィルスをもちながら、発病しない人のことをいう。

たしか十年ぐらい前、まだ施設にいた頃の健康診断で、B型肝炎の陽性と言われて、再検査を受けたことがあった。ただ悲しいかなその時には「日常生活には何の支障もないから」とお茶を濁された。その言葉を鵜呑みにした私も愚かだったが、障害者だから「説明してもわからないだろう」と施設の嘱託医に判断されたことが、今になってとても悔しい。もし、あの時にきちんと自分の身体のことを理解できていたらという気持ちになる。

川端先生からB型肝炎のことを伺ってから、この先たくさんの人たちとかかわって暮らしていく上で、他者へ感染することが気になり、その後に丸本先生のところへ駆け込んだ。

B型肝炎という病気がどういうもので、どのようなルートで他者へ感染するのか、丸本先生から説明を受けた。そしてそれが血液を介して感染するとのことで、月経時や入浴時に介助者にビニールの手袋をつけることで、感染予防ができるとのこと。

子宮筋腫の手術を受けること、その現実を受容するだけでも、かなりのエネルギーが要ることだった。その上にB型肝炎のキャリアで、それを自分に関わる介助者に伝えていくことで、私の頭の中は一杯だった。このことを伝えた後に介助者自身も動揺し、各々に血液検査を受けたりと、自分の気持ちを整理しきれないまま、介助者の反応に過敏になっていた。介助者へどんなふうにこの現実を受け止めてもらえるかとか、とにかく気持ちが混乱していた。

耕治さんからは「同時に子宮筋腫とB型肝炎のことを考えるなんてできないのだから、とにかく今は子宮筋腫を治すことに集中してよ」といつも言われていた。B型肝炎のことは丸本先生が、病気の内容と感染の予防策を文章化してくださったので、それを個人契約の介助者や、介助派遣をしてもらっている団体にはきちんと伝えることができた。

しかしこれからの生活の中で、新しい介助者やホームヘルパーと出会うたび、このB型肝炎のキャリアであること、「入浴と月経の介助をするときは、ビニール手袋をはめて下さいね」と言い続けなければならない。人間だからいつも明るくさらりと言えるとは限らず、重い気分になることもあるだろう。それを考えると、私はバイキンか？　とすねたくなる。ありのままのことを打ち明けて、私の前から立ち去っていく人もいるかもしれないが、そういう現実も、受け止めていこうと決めた。

さて、それから入院の準備が始まった。

入院中の私の付き添い、耕治さんの介助のローテーションを組み立て、周囲の介助者へ依頼した。同愛記念病院は基本的には完全看護だが、日中だけでも身辺的なことを、慣れ親しんでいる人たちに頼みたかった。

二週間あまりの入院の付き添いに、二日ほど両親にも付き添いを頼んだ。私は手術の日に両親に来てもらえるだけで十分だと思っていたが、耕治さんからも「お母さんに甘えるチャンスだよ。たまにはなかちゃんから、頼っていくのもいいんじゃないの」と言われた。それもそうだが、長い時間を母と一緒にいて、また親子喧嘩になったらどうしようという不安が、私の気持ちの中にあった。その思いを耕治さんへ話したら、「喧嘩になってもいいじゃない？　親子でしょう」とあっけなく言われた。

実際に母へ付き添いのことを頼んだら「介助の人が足りなかったら、お母さんに言ってきなさい」と承諾してくれた。

耕治さんも私が入院する日から一週間、東向島のお姉さん宅に泊めていただくようにし、そのあとは町田に戻り、何度か病院まで通うように決めた。これでお互いの介助ローテーションは、完璧。後は入院の日を待つだけ。

だけどやっぱり、手術は怖かった。

いよいよ入院！

五月十五日、耕治さんと介助者二人に付き添ってもらい、同愛記念病院へ入院した。私の主治医は、産婦人科の川端先生と江口先生。そして丸本先生も同愛記念病院を辞められた現在も、月に一、二回は当直などをされているとのことで、私にとっては何よりも心強かった。川端先生や江口先生を始め、看護婦の皆さんが、障害をもつ私の話をよく聞いて下さった。

手術前の説明を受けるときも、私たちには言語障害があるので、介助者に同席してもらい、江口先生に私たちの話す言葉が聞き取れないときに、通訳してもらった。

十六日、十七日は手術に必要な検査を受けたり、昼間は耕治さんや介助者が付き添ってくれたので、割と平常心でいられたが、江口先生から「開腹してみないと、筋腫が良性か悪性かわからない」と聞き、もし、悪性だったら……と思うと、不安で仕方なかった。耕治さんはお姉さんの家から毎日、病院へ来てくれて、親友のカルちゃんもわざわざ町田から、電動車イスで勇気付けに来てくれた。

手術前は六人部屋で、ベッドに付いているテーブルが幸いにもキャスターの固定ができたので、多少の書きにくさはあったが、筆記することができた。今の気持ちを文字にしたら、いくらか楽になれるかと思った。

お母さんへ
お母さんからもらった　大切なからだ
あした　手術をします。
私がこどものころ
ほかの子は　少しでも歩けるようにと
足に手術のあとがある人が多かったけれど

私には一つもなかったね。
どうしてだろうと　時々考える。
きっとあの頃　お母さんは
ほかの障害をもつ子を　見てなかったのですね。
私だけを見ていてくれたよね。
お母さん　ありがとう……
一度も口にしていないけれど
お母さんへいえば
また否定や反対をされると　こわいからいいません。
いわないいけど
お母さん
私　子宮を失いたくないよ

（二〇〇〇、五、十七　記）


五月十八日、手術の日。

前夜、睡眠剤を服用したせいか、よく眠られた。

朝、起きて手術前のトイレを済ませ、八時半頃耕治さんと介助者、両親が病室へ来てくれた。みんなよりちょっと後にカルちゃんも来てくれた。だんだん手術の時間が近づいてくると、いいようもない緊張感があふれてくる。

手術着に着替え、ストレッチャーに乗せられ、病室を出る。私の後ろから耕治さんたちが付いてくる。「なかちゃん、がんばって。大丈夫、みんないるからね」。それぞれに言葉をかけてくれるなか、私は手術室に入った。手術台に移されてから、江口先生が入ってこられ、「南雲さん、がんばろうね。大丈夫だからね」と私の左手を握りながら、おっしゃられた。ふと、あ、丸本先生と同じだと思った。それまで高まってきた緊張感が、すうと抜けていくのが感じられた。そのあとに「南雲さん、麻酔するね」と言われ、出入り口へ目を向ければ川端先生が入ってこられ……その後は、何も知らない。

「南雲さん、南雲さん起きて！　手術、終わったよ」

江口先生の声が聞こえ、目が覚めた。私はとっさに「子宮は？」と叫んだ。

「全部、残っているよ。大丈夫だからね」と江口先生の声が聞こえた。「ほんとに？　ありがとうございます」。もうろうとするなか、うれしさと安堵の気持ちがいっぱいになって、号泣しながらお礼を言った。その後またストレッチャーで廊下に出たとき、介助者が「なかちゃん、よかったね」と声をかけてくれたので私は「耕治さんは？」と聞き、「ここにいるよ」と答えてくれた。

病室には耕治さんと両親、介助者、カルちゃんがいてくれた。しばらくして川端先生が来て下さった。

「無事に子宮を全部、残せましたよ。よくがんばりましたね。丸本先生へ報告しておきますね」と言葉をかけて下さった。本当にうれしかった。川端先生も江口先生も毎回、回診の終わりには「丸本先生へ報告しておきます」と言って下さり、その一言にどれほど安心させていただいたことだろう。

障害をもつ私でも、こうして男性の先生と接することができるのだとわかっただけでも、私にとっては大きな一歩である。

みんなに支えられて

夕方になってやっと、意識がはっきりしてきた。両親は早めに帰ったが、耕治さんと介助者、カルちゃんが付き添ってくれていた。そして、私が手術室へ入ってからのことを、みんなでかわるがわるに説明してくれた。

私が手術室へ入ってから、耕治さんと介助者、カルちゃんは手術室の前で、両親は病室の個室で待っていたという。手術そのものは一時間ぐらいで、手術室から川端先生が出てこられ「筋腫は全部、摘出しました。子宮は残っています」とおっしゃられたそうだ。

手術後、耕治さんと両親は川端先生から、摘出した筋腫を見せられたそうだ。

「なかちゃんのおなかに、あんな大きな筋腫があったんだね。メロンパンぐらいあったんだよ」という耕治さんの言葉を聞き、「私の身体の中にあったものなのに、どうして私は見られないの！」と悔しがった。手術後に患者の家族には手術の経過が報告されることは、同じ手術を経験している介助者から聞いていた。彼女も私と同じことを思ったという。

手術の前に、手術後は個室へ移るとわかっていたので、私は自分の気持ちを書いたメモ帳をなくしたくないと思い、カルちゃんへ預けていた。

「なかちゃんから預かったメモ帳に『お母さんへ』って書いてあったから、お母さんへ渡したよ」

とカルちゃんが言った。

「えっ、あれはただ自分のために書いただけで、お母さんにあげるつもりはなかったの」

「あっ、そうなんだ、ごめんごめん。でもね、あの文章を読んでお母さん、泣いてたよ。なかちゃんの、赤ちゃんを産みたい気持ちは、何となく気づいていたって……」と話してくれた。そして私はぽつり「カルちゃんの、ば・か・や・ろ・う」と涙声で言った。

「そうだね、カルガモはば・か・や・ろ・うだよね」とカルちゃんは微笑みながら、ベッドに横たわる私の髪を優しく撫でてくれた。

私と同じ「脳性マヒ」という障害をもち、五人の子どもを産み育てたカルちゃん。母の気持ちも、私の気持も両方、感じとってくれているカルちゃんは、ものすごく大きい人である。

手術を終えた夜は、傷口の痛みとの闘いだった。二、三時間おきに看護婦さんが身体の向きをかえて下さる。いつもなら無意識に寝返りをしているが、こうして点滴を受け、尿道カテーテルをつけている状態では、身動き一つできない。自分で寝返りできない辛さを、初めて体験したような気がした。身体の向きを変えたら、ナースコールのスイッチを私の利き手である左手の届く範囲に置いてもらう。二時間おきに、看護婦さんが来て体位交換してくれたが、その二時間、自力で動けない時間がとても長く感じた。

ちょっと息をつくだけでも、飛び上がるぐらい傷口が傷む。身体の向きを変えるときも、「一、二のハイ」と看護婦さんと掛け声をかけながら行ったが、そのたびに「痛いっ」と叫んでいた。またいくら仕事とはいえ、ささいな手足の動きを私の望むように、動かしてくれる看護婦さんには、心から感謝した。本当に介護のプロだと実感した。

翌日からも点滴をうけ、歯磨きや清拭、着替えなど看護婦さんの手に委ねられた。腹部の傷口が回復に向かうに従い、自力で動ける範囲で動くようにしていた。

自分のたっての希望で、昼間だけ付き添いという名目で、介助者に来てもらった。主に話し相手になってもらった。個室だったので、三、四時間でも親しい人がそばにいてもらえたことは、何よりもリラックスできた。耕治さんも私が入院してから一週間は、東向島のお姉さんのところから通ってきた。入院中の後半、耕治さんは町田に戻り、それでも二、三日おきぐらいに町田から病院まで、介助者と通ってくれた。

私にできること

夜の九時近くになれば、入院病棟は消灯となる。一日中ベッドに横たわっているせいか、なかなか寝付かれない日もあった。しんと静まり返った産婦人科の病棟。時折新生児室から赤ちゃんの泣き声が聞こえてくる。

人間誰しも喜びの中で、生まれてくる。きっと難産の末にやっと生まれた私も、周囲の喜びの中にいたに違いない。私も赤ちゃん、産めるかな……そんなことを思いながら眠りにつく。

現在は生殖医療技術の発達によって、出生前診断で胎児の時期に、性別や障害の有無がわかるようになってきている。確かに何の障害ももたずに生まれてきたほうが幸せかもしれないが、仮に身体に障害をもって生まれても、「生まれてきてくれて、ありがとう」と言ってあげたい。また何らかの障害をもった赤ちゃんを産んだお母さんにも「何もかも自分一人で抱え込まないでいいんだよ。あなたと同じ境遇の仲間もたくさんいるよ」と伝えたい。

私の母の人生、私を産み育ててきた道のりを考えれば、誰にも言えない辛さや悲しさを抱えながら、私を育ててくれた。その母の心の傷は、決して癒えることはない。これからはうちのお母さんみたいな母親を増やしちゃいけない、という思いが浮かんだ。

障害をもって生まれても、こうしてたくさんの人たちと関わりながら、大変なこともあるけれども、前向きに楽しい人生が送れると、たくさんの人たちへ伝えたい。そういうことなら、私にも何かできる！　何となくお腹の中から熱い想いがフツフツと湧いてくる。ウン、これを私のライフ・ワークにしよう！

我が最愛の母に対しては、照れる気持ちとおたがいに負けん気旺盛な性格で、ちょっと面と向かっては伝えられないかもしれないが、私は私なりの「生きる証し」を求めたいと思う。また、こうして私を産み、育ててくれた両親に心から感謝している。

信じ合う気持ち

手術から二日目あたりになり、お腹の中で、ガスがグズグズ鳴り始めていた。手術の後にオナラが出れば、尿道カテーテルを外すことができる。

手術後に尿道カテーテルを付けてから、何となくオシッコの垂れ流し状態のような感じがして、何だか嫌な気分。だけどそういう自分の身体の動きに、耳を澄ませてみると、不思議なほどにリアルに感じられた。点滴からの栄養吸収だけだからか、些細な身体の痛みや傷が治っていく過程のかゆみなどがよくわかる。

時間が過ぎるのに伴って、お腹の中のグズグズという音が腸から下腹部のほうへ下がってきていた……だけど待望のオナラは、なかなか出なかった。

夕方、弟夫妻が来てくれた。義妹は九月に出産を控えていたので、私のことは気にかけてくれていても、病院へは来られないだろうと思っていた。いつも弟夫妻は、私たちにはできない親孝行を精一杯、頑張ってくれる。たしかに親孝行できない歯がゆさを感じたり、時折、私たちと全く別の世界にいるように思ってしまうこともある。そのことがとても淋しく思ったりするが、たがいにその違いを認め合えたら、幸せと思う。だからなおさら、弟たちのお見舞いはとてもうれしかった。弟夫妻の優しさに触れ、自分が子宮筋腫になったことを悲観することもなく、弟たちに新しい生命が与えられたことを、心から喜べる。こんな自分になれて、本当に感謝している。

その日の夜中、待望のオナラが出た。

両親と過ごした時間

翌日、そのことを看護婦さんへ伝えた。その日はちょうど両親が付き添いにはいっていて、昼食から重湯が出た。食事が運ばれて来たとき、父が病室にいたので早速、ベッドを少し起こして、重湯を食べさせてくれた。何となく、照れ臭かった。こんなふうに父に食べさせてもらうのは、初めてのような気がした。父もぶっきらぼうに「残さず、全部食べな」と重湯をスプーンで、私の口へと運んでくれた。思いがけない父と娘の時間を、プレゼントされたようだった。

翌々日、待望の尿道カテーテルが外された。これで自分でトイレや洗面ができるようになった。

本来なら手術後の個室にいられる期間は一週間ぐらいだが、個室なら室内にトイレがあり、歩く距離も伝い歩きの範囲内で済むので、耕治さんと相談して退院まで個室にいられるようにお願いした。

手術から一週間後。傷口の抜糸。それからは付き添い者がいれば、洗髪・シャワーが可能になった。久し振りのシャワーは、とっても気持ち良かった。ちょっと、傷口を見た。

傷口はカサブタになっていて、ちょっとお腹が引っ込んだ感じだ。手術のあとを一番見たかったのに、実際に見たら一瞬、傷口から目をそらした自分がいた。

母が付き添いの日、シャワーを浴びれると言われ、うれしさとともに母に介助を頼んで平気だろうかと、ちょっと不安になった。浴室で私の介助をしながら、母が足でもすべらせるのではないかと思った。

娘のそんな心配をよそに、母は《張り切りモード》で私の身体を洗ってくれた。そういえば、母と入浴するのも四、五年振り? 結婚後初めてだ……。

「まだまだお母さんだって、君江の一人や二人、お風呂へ入れられるわよ」と顔いっぱいに汗をかきながら、私の身体を洗ってくれた。個室に戻り、髪にドライヤーをかけてもらって一段落。二人で取りとめのない話をしているとき、「君江は何でも、自分でやり遂げようとするから、偉いね」と母が言い出した。こんなふうに母からほめられるなんて、今までになかった気がした。

私も母に甘えてみたい気持ちをもてあましているが、それをどんなふうに表現したらいいのかが、わからない。母に対するぎこちない気持ちのまま、母と半日近くの時間を過ごしたことで、もしかしたら母との心の距離が、ほんの少し近くなったかもしれない。そう考えると今回の入院や手術も、辛いばかりではなかったと思った。

退院までの間、友人たちがお見舞いに来て下さった。おかげさまで抜糸後は、どんどん回復していった。昼間はベッドの上で起き上がり、テレビを見たり本を読んだり、訪ねてくる人たちがびっくりするほど、元気そのものだった。

町田に戻った耕治さんは週に三日は、病院へ来てくれた。介助者は特別に十一時から付き添うことを許可していただいたが、いくら介助者と一緒に病院へ来ていても、耕治さんは面会時間の三時にならないと、病室へ入れなかった。面会時間までの三、四時間を病院の隣りにある安田庭園を散策し、庭園内のベンチに腰掛け、時間が経つのを待っていたと言う。回復の一途の私に反して、退院が近くなった頃は、さすがの耕治さんも疲れが蓄積し、病院へ来るたびに「なかちゃんと代わって、ボクがベッドに寝たいよ」とぼやいていた。そんな耕治さんを見ながら、確かに私は頑張って子宮を守ったけれど、耕治さんが励まして、支えてくれたお陰だったと思う。本当にありがとう。いろいろな困難があるけれど、できることなら耕治さんとの赤ちゃんを産み、家族をつくりたい。結果はどうなるかわからないけれど、耕治さんと一緒に努力したい。

五月三十日、江口先生との話し合いがもたれた。
江口先生には前もって手術の経過や退院後の生活上の注意などをお聞きしたいと思い、私はいくつかの質問事項をメモに書いて渡してあった。筋腫は良性のもので、一番大きなもので直径二〇センチぐらいあり、小さいものを含めると一キロ近い重さがあったという。

術後の経過も良好で、一年間大事をとれば、赤ちゃんもつくれると告げられた。その説明を聞いて、何となく私の「母親になる夢」がつながったように思えた。

江口先生との話し合いも回を重ねるごとに、聞き取りにくいことばの通訳を挟まなくてもすんなりとコミュニケーションをとれるようになっていた。あの時は江口先生との言葉のやりとりが、自分の気持ちの中で、とても新鮮に感じられてうれしかった。

やはり、初めて話す相手や、相手と知り合うまでは、緊張して話す言葉も不明瞭になる。

しかし、相手へ伝えたいことを文字に表わすとか、介助者の通訳を入れるなどすることで、必ず自分の意思を伝えられる。今回の入院は丸本先生のアドバイスや励ましを受け、自分には未知なる病院（障害をもつ患者を受け入れる側も同様だが）で、何とか治療を受けられた。これは、私のことだけではなく、身体に障害があることで、病院へ行くことをためらったり、病院側も身体に障害をもつ患者の受け入れを躊躇しないで受け入れて欲しいと思った。そういう意味でもこの経験は、私にとって大切な宝物になった。

六月一日、予定どおりに同愛記念病院を退院した。

いろいろとお世話になった丸本先生、川端先生、江口先生、本当にありがとうございました。

いつもそばにいてくれた耕治さんや周囲にいて下さる皆さん、どうもありがとうございました。

（なぐも・きみえ……DPI女性障害者ネットワーク）

七　決して許せないこと――ハンセン病者への優生手術

平沢保治

私が、この多磨全生園にやって来たのは、一九四一年、私が一四歳のときのことです。

園内では、自給自足の体制がとられていました。ありとあらゆることを園内でまかなうのが原則で、畑を耕して、いろんな食物をつくることから始まって、土木工事や、患者の中でも重い障害が出て、介護が必要になった場合にも、同じ患者があたるという具合でした。何から何まで自給自足するために、いろいろ働かされました。その当時は、第二次世界大戦の真っ最中でしたから、外から生活物資を調達するのは難しくなっていったので、なおさら自給自足ということが強調されました。「お国のために」自給自足が強調され、私たちに課される労働も、ますます重いものになっていきました。

ここもそうですが、本来「療養所」のはずなのに、病気の治療はそっちのけで、とにかく患者たちは働かされました。しかも報酬は、ほんの微々たるものです。例えば、要介護の患者の介護を一日やってもらえるのは九銭か十銭。たばこのゴールデンバットが一箱やっと買えるぐらいです。しかも当時は「園内通用券」という園内でしか使えない貨幣で運営されていて、私たちは一歩も外に出られませんでした。隔離された上に、低賃金で働かされた。

そういう非人間的な待遇に不平不満を言うことさえ、私たちには許されませんでした。当時、療養所の所長は「懲戒検束規定」というのを盾に、患者が異議を申し立てようものなら、即座に懲戒の対象にしました。園内で監禁されるだけでなく、もっとひどい場合には草津の栗生楽生園の「重監房」に送られました。この草津の「重監房」の処遇は言語を絶するもので、そこで多くの患者が亡くなっています。草津の「重監房」送りは、患者にとって死刑宣告に等しいものでした。療養所の職員は「草津に行って、少し頭を冷やしてくるか」と脅かして、一切の不平不満を許しませんでした。

療養所内で患者同士の結婚が認められるようになったのは、一九一五（大正四）年のことです。私たちの基本的な人権を認めた、というわけではありません。園内にパートナーがいれば、患者たちも逃げ出さず、園内に居つくようになるだろう、というのが本当のところで、隔離を徹底させることが、その本当の目的だったのです。

だから、私たちに認められた結婚も、実にひどいものでした。当時は、男女別々に、十二畳半の部屋で八人が相部屋で生活するのが原則でしたが、私たちに認められた「結婚」というのは、夜に男性が、同じように相部屋生活をしている女性のところに通うという通い婚で、夫婦二人っきりのプライヴァシーなどないのが普通でした。

それだけではありません。

結婚する条件として、ほぼ例外なく断種（不妊手術）を受けさせられたのです。まず男性が手術を受けるように言われ、男性がどうしてもイヤだというときには、女性が手術を受けさせられました。

私も手術を受けさせられました。私が手術を受けたのは、一九五〇年、一三歳のときです。国は療養所内での断種（不妊手術）を「本人の同意によるものだ」と言いますが、手術を受けなければ結婚が認められないわけだから、実質的には強制です。

私自身の手術について言えば、不可解なことがあります。私自身のこれまでのカルテをずっと調べてみたのですが、不妊手術のことは何も書かれていないんですね。どうしてなのか、いろいろ考えてみたんですが、私の手術をしたのは正規の医師ではなくて、医師の資格のない看護助手でした。正規の医者がやった手術ではないから、カルテに記載されなかった。いや記載できなかったんでしょう。ですから、私のケースは、厚生省（現、厚生労働省）が出している統計にも数えられていないと思います。そして、私のようなケースが、私以外にも大勢あると思います。いずれにしても、手術が正規の医師ではなく、医師資格のない看護助手に任せられたというところにも、私たちが人間としてではなく、イヌやネコ同然に扱われたということが、はっきり出ていると思います。

もう一つ不可解なのは、私が手術を受けたのは、先ほども言ったように一九五〇年、戦後のことです。私の手術は、一九四八年に制定された「優生保護法」の下で実施されたことになります。戦時中ならいざ知らず、人権尊重が唱えられた戦後に実施されたのです。一九四八年というのは「世界人権宣言」が出された年でもあります。そういう時代に、しかし、今、申し上げたような手術が、私たちの多くに強制されていました。結婚の条件としての断種（不妊手術）は、少なくとも一九六〇年代まで続いていました。

私たちよりも下の世代になって、やっと子どもがもてるケースが出てきましたが、しかし、そういう場合でも、いろいろ反対されました。現在、六〇歳近い私たちの仲間で、社会復帰をした夫婦に、子どもができました。一九六〇年代後半のことです。私たち夫婦が仲人をした夫婦です。しかし、奥さんが妊娠して、療養所の病院にやってきたら――法律で私たちは療養所の病院でないと医療を受けられなかったのです――医者から「中絶しなさい」と強硬に言われた。私たち夫婦がその夫婦に味方して、医者を説き伏せて、何とか出産までこぎつけることができましたが、そういうケースは当時でもまれな方だったかもしれません。そうした夫婦が二組います。その二人の子どもは今、三十代と二十代ですが、社会で立派に生活しています。私たちがあの時、医者の言うことに反対しなかったら、この子たちは生まれて来なかったでしょう。

現在、私は、韓国、中国、インドのハンセン病者たちと交流する機会があるのですが、外国の仲間たちはみんな子どもをもって、その子どもたちがまた孫をもって、家族と一緒に生活している。そういう中で、私たちだけが子どもがいない。外国と比べてみても、日本のハンセン病政策がいかに外れたものだったかが分かると思います。

私がこれまでハンセン病者として受けてきた多くの屈辱を、私は許してもいいと思っています。しかし、断種（不妊手術）のことだけは、どうしても許すことができない。このことだけは、きちんとけじめをつけて欲しい。

ハンセン病のことに関しては、先日の国賠訴訟をきっかけとして、一つの結論が出されました。しかし、私は、問題をハンセン病者だけで終わらせてはならないと思います。私たちの受けてきた苦しみを二度と繰り返してはならないと思っています。

私は、この三十年ほど、ハンセン病者としての経験を活かして、障害者運動に関わってきました。「優生保護法」が正当化してきた優生思想は、私たちハンセン病者だけでなく、精神障害者、知的障害者、身体障害者の人たちを深く傷つけてきました。そういう人たちとつながりながら、優生思想を問いなおし、反差別の闘いを進めていくことが、私に残された人生の課題だと思っています。

（ひらさわ・やすじ……国立ハンセン病療養所多磨全生園入所者）

八　「らい予防法違憲謝罪・国家賠償請求訴訟」の原告として

森元美代治

はじめに

ハンセン病は、医学的にも社会的にもまた宗教的にも誤解や偏見、迷妄や過ちを繰り返してきた病である。私はカトリック信者の一人として、聖書の中のらい病は近代医学のレプロシー（注）とはかなり違うのではないか、と疑問に思っていた。

キリスト以前の旧約聖書に多く出てくるらい病はヘブル語の「ツアラート」であり、これは神の律法に背いたものに対し、天罰として与えられた重い皮膚病を指す。そのさまざまな症状は神によって打たれ、神の怒りの印であり、薬物では癒すことのできない、特別な清めの儀式によってのみ許され、癒される病である。

仏典では「宿命の罪の因縁の故に治し難し」とし、業病説を唱えている。また因果応報の思想から「法華経の教えを愚弄したり馬鹿にする者は白癩になる」と、説いて恐れられた。

一八七三年にノルウェーのアルマウエル・ハンセン医師によってらい菌が発見され、細菌による微弱な感染症と分かったハンセン病は皮膚病であるという専門医はいない。末梢神経が冒され、手足や顔面の表に出る部分に知覚麻痺が起き、手足の変形や皮膚の呼吸機能、発汗作用が働かず、皮膚に異常を来すが、これは二次的後遺症にすぎない。従って聖書や仏典で言う「天刑病」、「業病」としてのらい病は近代医学のレプロシーとは全く異質なものである。らい菌に免疫力（抵抗力）の低い乳幼児が濃密な接触により感染し、発病率も極めて低い。ハンセン病療養所の百年の歴史の中で、そこに勤務する職員やその家族に感染したという臨床例は一件もない。一〇年～一五年と潜伏期間が長く、大半の人が十代から二十代前半で発病している。薬のない時代は家庭内感染が多かったために、長い間遺伝病と間違えられた。

ハンセン病の偏見・差別の温床となっていた「らい予防法」が廃止され、宗教界でいち早く反応を示してくれたのが、真宗大谷派（東本願寺）であり、キリスト教の日本聖公会であった。

真宗大谷派は教団として、「祖国浄化、らい撲滅」の国策に付き従った過ちを率直に認め謝罪した。そして、在園者、退所者に対して政府は、充分な保障と恒久的な安寧を求めた要望書を国に提出した。日本聖公会の働き等により、日本聖書協会は聖書の中の「らい病」を「重い皮膚病」と読み替えることを決定した。

私はこの両教団の決議・声明に深く感動し、勇気付けられたことを今も忘れない。私たちのハンセン病啓発運動は緒に着いたばかりであり、これを国内にとどめず、国際的に展開し早く地球上からハンセン病患者・元患者への差別や偏見をなくし、今世紀の早い時期にハンセン病の新発患者が発生しないよう、努力したいと思う。

「ライ予防ニ関スル件」法律第一一号から「癩予防法」、そして無らい県運動へ

イギリス人宣教師ハンナ・リデル女史によって全国に放浪する「浮浪らい」患者を救済するよう指摘された明治政府は、慌てて一九〇七（明治四十）年に「ライ予防ニ関スル件」法律第一一号を制定し、東京・青森・大阪・香川・熊本の五カ所に公立の療養所を設立した。町や村・家から追い出された患者たちは、群れをつくり、神社・仏閣・公共施設など人の集まる所に徘徊し、物乞いをして生計をたてていた。この患者たちが外国人の目に触れることを恥とし、恐れた政府が強制隔離をするためにつくられた療養所であった。わが国の国力が増加し、富国強兵の軍国主義へひた走るなか、ハンセン病患者・精神障害者などを役に立たない国辱の存在として社会から排除する思想が生まれ、一九三一（昭和六）年に「癩予防法」に改正された。

愛知県に始まって全国に無らい県運動（県や町や村かららい患者をなくす運動）を展開し、疑いのある者は家族を含めて徹底的に強制隔離した。さらに所長に懲戒検束権を与え、それに抵抗する者はうんもすんも言わさず所内に設けた監房に拘束した。その被害はすさまじいもので、野良着のまま警察権によって連れて来られた例など数限りない。ハンセン病患者の暗黒時代と言われている。

「癩」から「ハンセン病」へ、「不治」から「可治」へ

一九四三（昭和十八）年にアメリカの国立カーヴィル療養所で世界で初めてプロミンを使用した結果、その効能が著しく、ハンセン病の特効薬として患者達にとって生きる希望の光明となった。プ

ロミンが出現するまでは、どんどん病状が進行し、手足の不自由や視力障害も著しく、不治の病として人々に忌み嫌われ恐れられていた病が、治る病になったのだ。カーヴィル療養所の入所者スタンレー・スタインさんが「ザ・スター」という機関紙を発行し、治る病となった以上、もはや「癩」ではなく「ハンセン病」にしてほしいと世界中に訴えた。

わが国では、一九四六（昭和二十一）年に初めて長島愛生園でプロミン治療が始まり、全国の療養所で普及した。その後、次々に特効薬が開発され、ハンセン病は容易に治癒できる病となった。しかし、国際的にはハンセン病の開放医療が進展していく流れに逆行して、国は一九五三（昭和二十八）年に患者たちの反対を押し切って「らい予防法」を制定し、明治以来の終生隔離政策をとり続けた。全患協（全国ハンセン病患者協議会、現在は全療協という）の四五年にわたる長い患者運動の末、一九九六年にようやく「らい予防法」が廃止された。

起こるべくして起こったハンセン病裁判

らい予防法廃止によってハンセン病問題は一件落着かと受け止めていた厚生省（現厚生労働省、以下同様）に対し、一九九八年七月に一三名の在園者が原告となって熊本地裁に「らい予防法違憲国家賠償請求訴訟」を提起した。その理由は、国は謝罪らしい謝罪も賠償らしい賠償もしないで、在園者の医療や福祉、社会復帰者対策など、あまりに不誠実で無策な対応ぶりによるものだった。このニュースは全国療養所を衝撃的なニュースとして震撼させた。賛否両論があったが、この裁判に反対する在園者が圧倒的だった。

予防法廃止後、毎年行われてきた真宗大谷派東本願寺でのハンセン病交流集会に、私も毎回参加させてもらっているが、この裁判について協議する機会があった。出席した約六〇名の在園者はほとんど反対であった。私も、原告になる決意はまだなかったが、次のように主張した。原告になるかならないかは、個人の自由裁量によるが、少なくとも我々の仲間が起こした裁判について、足を引っ張るようなことはやめよう、そうすれば喜ぶのは厚生省だけだ、と。

私は全生園の友人たちや家族にもこの裁判について相談したが、ほとんど反対する人ばかりだった。家族は私にこれ以上目立つことをするなとか、兄弟の自分たちがおまえに何もしてあげられなかったものを国が代わってやってあげているのだから、裁判どころか感謝しろよ、ということだった。私は園内事情や家族のことを考えると、大いに悩んだが、ハンセン病の啓発活動に先陣をきった私が、この裁判について第三者的傍観者たり得ることは許されないと思い、東京地裁に第一次の実名原告として名乗りを上げた。家族への配慮など、この裁判は匿名裁判が原則だが、私は当初より実名公表してカミングアウトした経過があり、闘う以上、実名でやりたかった。

東京地裁における私の意見陳述

一、服役中の囚人が「間違ってもハンセン病だけはなりたくない」と言いました。そうかも知れません。否、誰だってそうだと思います。悪魔に取り憑かれた心の穢《けが》れた者。ハンセン病。われわれは不運にもこのハンセン病に罹ってしまったばかりに、人間としての尊厳は奪われ、社会的には犯罪人以下、家畜同然の扱いだったのです。

私は、一九五二（昭和二十七）年、中学三年生のとき、体育の時間に炎天下で野球をし、顔の病魔に冒された部分が真っ赤に燃え上がり、たまたまその日の身体検査で校医によりハンセン病と診断され、国立奄美和光園に隔離入所させられました。自宅に校医が夜遅く村人が寝静まった頃に来て、「療養所に入る以外に治療を受ける方法はない。直ちに入所させなさい」と通告された夜、その場で泣き崩れていた母の姿をはっきりと思い出します。そして、療養所に行き、両親との別れの日は私も涙が止まらず、生涯忘れられない日となりました。

二、翌五三（昭和二十八）年、奄美大島が日本に復帰しました。ちょうど、日本本土の療養所では熾烈な「らい予防法」闘争が展開されておりました。先輩療友たちの闘いの成果として長島愛生園内に高校の新設が認められることになりました。岡山県立邑久高校・新良田教室です。私も本当にラッキーなことに受験資格が与えられたのでした。私はどんなことがあっても高校ぐらいは行ってがんばりたいと思って、猛勉強をして厳しい第一期生の入学試験に合格しました。そして一九五五年九月、その高校の開校式に出席するため、私たち新入生は希望に燃えてそれぞれの療養所を出発しました。

ところが、岡山に向かうために私たちが乗せられた列車は、「伝染病患者移送中」の張り紙が張られた貨物列車でした。人目に触れないように夜遅く、大変な遠回りをして、あちこちの駅構内で切り離されたりしながら、何が何だかわからないうちに、岡山駅の貨物専用の構内に着くと、予防着姿の愛生園職員や駅員たちが混じって、私たちの目の前で一斉に消毒し始めたのです。希望に燃えて旅立ったわれわれの心は打ち砕かれ、心の底からこみ上げてきた怒りは今も忘れません。愛生園に着くと、衣類、時計、万年筆等、貴重品も、持ち物がすべて蒸し釜で消毒されて、使えなくなった物もありました。

このようにして始まった高校生活でしたから、生徒は病原菌扱いでした。職員室には生徒は立入禁止、先生の授業は白マスク、白帽、予防着姿でした。ゴム手袋で講義したり、チョークをピンセットで挟んだり、ひどいのは紙幣を消毒液につけて生徒の前でガラス干しにしている女性教師もいました。教師と生徒の間の人間的な交わりなどありませんでした。

三、一九五九（昭和三十四）年三月に高校を卒業すると、私はいったん奄美和光園に戻りましたが、大学に進学したくて特別に多磨全生園に転園を認めてもらいました。当時はまだ菌がプラス3でしたから、退園はできませんでした。二年後の一九六一年にマイナスに近づいたので、JR大塚駅にある武蔵予備校に一年間通いましたが、当時はまだ「監督さん」と呼ばれる監視職員が一時間おきに園内を巡回し、患者の外出を取り締まっておりました。私は自転車で垣根の外に出ようとした瞬間に三度つかまり自転車は没収、厳しい謹慎処分を受けたこともあります。そして、大学に入るために深夜まで猛勉強し、一九六二（昭和三十七）年にあこがれの大学に入学しました。

しかし、全生園の主治医や職員からは大学進学を反対されたので、正式な軽快退所許可をもらわないまま全生園を出て、鹿児島県の学生寮に入りました。

このように、絶対隔離のらい予防法のもとで、正式に退所が認められて出てきたわけではないのですから、万一、大学や友人にバレたら直ちに退学です。それで、一般学生と普通に交わるために、私は自分の経歴を徹底的に隠す決意をしました。療養所時代の写真やノート、手紙などをすべて焼き捨てました。そして、過去を聞かれては苦しい嘘をつき、神経をすり減らしました。一九六六（昭和四十一）年に無事、大学を卒業すると、都内の金融機関に就職しました。ここでも病気のことは徹底的に隠し、猛烈社員と言われるほど頑張って働き、係長の資格試験には二回ともトップで合格しました。前途はようやく希望に満ちたものに思えていました。

四、このような矢先、一九六八（昭和四十三）年に背中に小さな斑紋ができ、全生園の主治医から再発なので直ぐ入所するように言われました。しかしその当時はリファンピシンという最高の薬が開発されていたので、主治医にそのリファンピシンを外来通院で使ってくれるように何度も何度も必死に頼みました。しかし主治医からは、らい予防法のもとでは、治らい薬は健康保険の適用外にされており、入所しなければ薬は出せないと厳しく拒絶されました。このようなやりとりが続き、いつまでも治療ができないでいるうちに病気は進行し、鼻が詰まって仕事ができなくなって、一九七〇（昭和四十五）年四月、遂に全生園に再入所せざるを得ませんでした。職場には泣く泣く休職願いを出し、主治医の診断書には「多発性神経症」と書いてもらいました。しかし、これでは上司に納得してもらえず、結局あれこれ追及されて本当の病名を告白しなければなりませんでした。もし、この時点で諸外国のようにらい予防法が廃止されていたら、私は外来で治療を受けながら仕事も失うことはなく、その後の人生もずいぶん変わっていただろうと思うと悔しくてなりません。

五、ところで再入園後、私が体験したのは、昔から相も変わらない患者不在の医療体質でした。らい予防法は患者を隔離の対象としか見ていないので、これを反映して療養所でも患者は菌そのもの、あるいは菌を殺すための実験材料ぐらいにしか見られていませんでした。このような医療体質の中で、新しい薬が次々と私の体に試されていき、結局、薬の副作用で、再入園時には視力一・五であった右目が、四回手術したかいもなく完全失明し、左目も後遺症で極度の弱視です。手足の知覚麻痺も増えて本当に不自由になりました。私は社会復帰を希望して結婚もしましたが、このような障害者になりましたので、今は全生園の中で妻に助けられながら暮らしています。

六、厚生省はらい予防法廃止前に開放政策をとってきており、法は死文化して実害などなかったはずと言っておりますが、療養所の実態を隠蔽し、風化させようとする詭弁に過ぎません。私の身辺でも、全生園在園者が他の病院に入院している俳句仲間の友人の見舞いに行こうとしたところ、その相手の病院の医師より、断られてしまいました。彼はその医師にハンセン病の実態を正しく理解してもらおうと直接電話でお願いしましたが、その医師は、「あなたが見舞いにきたら、こちらの病院の入院患者が大騒ぎとなり、下手するとこの病院がつぶれるかもしれない。それにらい予防法であなた方は自由に外出できないことになっているはずだ。あなた方は国の税金を無駄喰いする、いわば国辱じゃないか」と激しく罵られました。彼は怒り心頭に発し、施設を通じて厳重抗議したが、結局は泣き寝入りに終わってしまいました。また、今から八年くらい前に、全生園の近くにできたラーメン屋に入ったところ、断られたり、魚屋では「全生園の患者お断り」と貼り紙されたりして、ささやかな市民権も奪われていたのです。このような事例は、全園氷山の一角に過ぎません。らい予防法は社会の中に実際に生きて威力を発揮していたのです。

七、私はこの数年、諸外国のハンセン病事情をこの目で確かめ調査してくる機会に恵まれました。患者にとって何が幸せかと考えるに、インドやネパール、韓国など、医療は貧しくても家族と一緒に暮らせることが、どんなに人間的か。彼らの目は、みな生き生きと輝いておりました。

さて、わが国ではらい予防法が廃止されて三年。その間、果たして何人の在園者が帰郷し、親族、友人との絆を回復できたか。私の知る限り、三人しかおりません。多くの療友先輩たちは家族の安否を気遣いながら、死を待つだけのわびしい老後の生活を送っているのが実情です。私共夫婦は予防法廃止後、実名を明かして闘病体験談を本にまとめて出版し、もう九〇回を超える講演活動を行って参りました。二年前、一九九七年に中学同窓会に初めて案内状が届き、四五年ぶりに同窓生と再会しました。その折、奄美大島の名瀬市では市長さん自ら実行委員長となり、市民ぐるみで私の講演会を開いてくださいました。予想されたこととはいえ、「森元」を名乗る身内から厳しい中止の抗議がなされました。「お前がハンセン病の回復者ということで、これから育っていく甥や姪、孫たちの就職や結婚に支障を来すのがわからんのか。お前が偉い学者とか政治家、あるいはプロスポーツ選手などで有名になるのならともかく、ハンセン病の回復者では名誉でも誇りでもなく、むしろ喜界島の恥、森元家の恥なんだぞ」。それは、それは厳しいものでした。これが日本社会のハンセン病に対する偏見・差別の実態なんです。

らい菌は感染力、発病力がとても弱く、治癒する薬もあったのに、国は絶対隔離のらい予防法によって私たちや家族を苦しめてきました。国はすべての国民の前で、このような誤ったハンセン病対策をとり続けた責任を明らかにし、謝罪してもらいたいと強く思います。

最後に裁判長、あなたがもし、今、ハンセン病だと診断されたら、あなたや、あなたのご家族は悲しみ、それを隠そうと必死になるでしょう。しかし、自殺することまでは考えないと思います。それはらい予防法が廃止され、今や外来治療で容易に完治でき、職場も失わずに済むからです。今から四三年前、一九五六（昭和三十一）年、ローマ国際らい会議でハンセン病は結核など、他の疾病と同様に取り扱うべきで、特別な法規など設ける必要はない。日本のらい予防法は患者蔑視の差別法であり直ちに撤廃すべき、と勧告されました。日本代表の三人の医師たちは「ハンマーで頭をなぐられる思いだった」と、述懐しているのです。一九五三年に制定されたらい予防法はその付帯事項の末尾に本法は近き将来、改正されることを期するとあります。それが四三年も放置されるなんて、一体どういうことか。もし、四三年前に廃止されていたら、今、七十歳の在園者が三十歳の働き盛り、私は十八歳、いくらでも人生のやり直しができたのに、と、悔しくてなりません。以上で私の意見陳述を終わります。ありがとうございました。

前代未聞の判決・全面勝訴

国を被告とする裁判がことごとく負けているなかで、熊本判決は前代未聞の歴史的判決と言える。換言すれば、国がハンセン病に犯した過ちはそれほど重大且つ深刻であったということだ。正直言って、原告の我々も、弁護団も、支援する会の人たちもこのような判決を得る確信はなかったと思う。

国会や厚生行政の不作為による責任を追及し、余りに非人道的、非人権的であった「無らい県運動」は行き過ぎであったこと、少なくとも「らい予防法」は一九六〇年までに廃止すべきであったこと等を指摘、これらによって被った患者や家族の肉体的、精神的、経済的被害は甚大であって、個々にはこんなものでは済まされないが、しかし原告等の年齢や不自由度に配慮して、早期解決が急がれる故、忍びない慰謝料として、各々の発病年代によって八百万円～一千四百万円の金額が呈示された。この金額については五千万円以下は勝訴判決とすべきでないという原告もいたが、私は「らい予防法」を否定し、厚生行政の誤りを糾す判決であれば、賠償金が一千万円以下でも勝訴判決とすべきだと主張した。

本判決が全面勝訴と評価される理由は、やはり国会や厚生行政の不作為による責任を認めたということにある。

むすび

私がはじめて全生園で実名原告として名乗りを上げたとき、園内の反応は極めて冷ややかだった。「森元さんはしないだろうね？」と友人たちに釘をさされていたので、反発も強かったのかも知れない。四十年来、培ってきた人間関係はギクシャクし、道で会ってもソッポを向かれる始末だった。

間もなくKさんやTさんが名乗り出て助かったが、園内の事情に変化はなかった。三人が中心になって原告掘り起こしに奔走したが、思うに任せなかった。裁判のたびに支援する会の皆さんが精力的に園内チラシ配りを行っても結果は今一だった。

「今更、裁判して一億円もらって何になる」「家族が迷惑する」「こんな恵まれた療養生活に感謝している」「厚生省のしっぺ返しが怖い」「そんなに不満なら園を出て行けばいい」等々。原告勧誘に行って門前払いを喰った例も一、二ではない。われわれが何かしようとすると必ずと言っていいくらい、「自由の声」(個人攻撃でなく建設的な意見であれば自由に園内放送を通じて考えや意見を発表できる制度)で叩かれ、水を差された。迷っている人たちがこの「自由の声」を恐れ、隣人の目を憚《はばか》って生きていたのが実情である。

中立を守っていた自治会は園内の秩序が乱れ、療友同士の醜い争いを恐れて、原告からの園内放送を極力抑え、また裁判傍聴のための園のバス使用も認めてくれなかった。仕方なく資金のなかった原告団は支援する会の援助で有料バスで行くしかなかった。

ＨＩＶ訴訟の安部英被告が無罪となった頃、園内の行く先々で、「森元さんたちの裁判も負けだね」と言われ、意気が揚がらない時期もあったが、私は最後まで希望を捨てずに原告探しに動き回った。結局、係争中のこの二年間で五百名中六八名の原告しかできなかった。

ところが、五月十一日の全面勝訴という熊本判決が下った瞬間から園内は一変した。控訴断念までの僅か一二日間で二百名を超える療友たちが原告になったのである。女湯で妻は感謝され、「森元さんたちのお陰よ」と言われた。

変わったのは、療養所だけではない。退所者の変わりようもひととおりではなさそうだ。職場や家族にさえひた隠しだった悩みを明かしはじめている。マスメディアの取材合戦を傍目に、退所者が三百名も一堂に会すること等、誰が予見できたか。これまで一人で悩み、苦しんできた生き方を克服して、連帯して前向きに取り組もうという意気込みだ。

しかし、変わらない、否、変わろうとしないのが家族である。血肉との絆を回復できた例もあるが、連日の報道ぶりにおびえ、縁切りを言い渡してきた家族のほうが圧倒的。この現実をどう理解するか。ハンセン病問題に精通し、理解している人で、今、ハンセン病と診断されて悲しまない人が果たして何人いるか。私はハンセン病が結核と同じようになるのはまだまだ先のことだと思う。しかし、その時代、その社会を実現し、創り出すのもわれわれ当事者の生き方、努力によるのだと、この裁判が教えてくれた。

注　レプロシー（Leprosy）……英語で「らい病」のこと。一九五〇年代、アメリカで、らい菌発見者A・ハンセンの名にちなんで、Hansen's diseaseの病名が普及しだした。日本では、一九五三年「らい予防法」改訂案反対闘争のとき、全患協から、「らい」という呼称を「ハンセン氏病」に改めてほしい（のちにハンセン病と変更）、という要望が掲げられた。当時は日本らい学会、厚生省などから無視され、学会名、医学用語、法律名、法規用語に旧称が残った。らい予防法の廃止により、あらゆる公用語から「らい」は追放され、日本らい学会も「日本ハンセン病学会」と改称した。

（もりもと・みよじ……国立ハンセン病療養所多磨全生園入所者自治会前会長、ハンセン病国家賠償訴訟全国原告団前事務局次長）

九　太郎の年齢

遠藤邦江

「私ね、三宅さんみたいな息子がほしかったわ。私に財産があればあなたを養子にもらうんだけど……」

「財産は無くてもいいよ。遠藤さんの息子になるよ」

緒方直人君のようにかわいい三宅さんは、私の冗談に上手にこたえた。

三宅さんは国立ハンセン病療養所菊池恵楓園の職員で二十六歳、私は入所者で五十八歳である。

全国に十三カ所ある国立ハンセン病療養所では、子供を産まないことを条件に、所内での結婚が認められている。

現在では入所者も、平均年齢が七十二歳という高齢者集団となってしまったが、三、四十年前までは若い人も多く、狭い療養所のなかでの生活は当然、やり場のない気持ちをそれぞれ鬱積《うっせき》させていた。捌《は》け口として暴行、逃走などに走りやすい。それらを防止するために、所内での結婚を認めることになったという。必然的に起きる問題が、子供ができるということである。そこで男性がワゼクトミー（精管切除）を受けて、初めて所内結婚が認められることとなった。

私は昭和二十八年、十三歳で恵楓園に入所した。二十三年から使用されていた特効薬「プロミン」の注射を二、三カ月受けると治癒したが、手と足に後遺症が残った。誰《だれ》に聞いたわけでもないが、私は子供ごころに、もう絶対に故郷へは帰れないと思っていた。

故郷の肉親と離れ、他人のなかでの生活はつらかった。甘えん坊で寂しがり屋の私は、早く自分を支えてくれる人がそばにいてくれることを望み、二十歳で所内での結婚をした。

夫婦寮は一棟に十組の夫婦が入居する造りになっていて、炭鉱住宅を思わせる長屋であった。四畳半の部屋に狭い炊事場、そこにはコンクリートの小さな流し台と洗面台が備わっていた。隣とは漆喰《しっくい》の壁一重で仕切られていて、隣のわずかな物音も聞こえるという、ほんとにお粗末な住宅であった。だが、私にとってそんな部屋でも、好きな人と暮らせることは幸せであった。

昭和三十五年、花散らしの雨が降るころ、身体の変調に気づいた。夏ミカンや梅干しを無性に身体が欲した。夫は早く診察に行くようにせかせたが、私は少しでも長く妊娠した実感を味わいたかった。結婚した先輩たちが体験したように、いずれ堕胎と避妊手術を受けねばならないのはわかっていたが、せめて少しでも長くおなかに赤ちゃんをかかえていたかった。

当時の私は、自分の血を引き継ぐ子供を持てないことは、あくまでも自分がハンセン病に罹患《りかん》したせいであり、世の中のせいでも他人のせいでもない、という思いしかなかった。

診察を渋っていた私も月日の流れの早さに気づいて、四カ月に入る前に手術を受ける決心をした。実際のところおなかに赤ちゃんがいるという実感は味わえないままだったが、手術台で、私の手を握っていた婦長の「今、赤ちゃんが堕《お》りましたよ」と言う声を聞いた時、はじめて身体の奥から悲しみがこみ上げ、小さい命を摘んでしまったという、罪の意識に責められた。

それからの私は、一層心に満たされぬものを感じるようになった。夫に猫を飼いたいと言ったが、猫をあまり好きでない夫は、隣近所に迷惑をかけるからと反対した。私の母性本能は満たされぬまま、くすぶり続けた。

昭和四十三年のお正月、一時帰省の許可をもらって帰郷した私は、デパートへ出掛けた。玩具《がんぐ》売り場に足が向き、抱き人形が並ぶコーナーに佇《たたず》んだ。そこには目を閉じたり開いたりする、本物の赤ちゃんと見間違えるような人形が犇《ひし》めいていた。そのなかに手足と胴体は縫いぐるみで、顔と手先が合成樹脂で作られている人形が目に留まった。それはあくまで人形らしい人形であったが、私はその愛嬌《きょう》のある顔に魅せられた。口もとに思わずチューをしたくなるような愛らしさがあった。

恵楓園に戻った私はためらいながら紙袋から、求めてきた人形を取り出した。夫はきっと「そんな人形を」と叱《しか》るに違いないと覚悟していたが、「かわいいたい。女の子だろうか、男の子だろうか」と言ってくれた。

私はなぜか男の子が好きである。三、四歳のわんぱく坊主はかわいい。夫は女の子が好きなようだったが、私はその人形を男の子にしようと、野球帽を被《かぶ》せ、紺地の布で服を縫って着せた。すっかり男の子になったその人形に、夫は「太郎」と名付けた。そして私たちの子どもになった。

それからの太郎は、私の故郷長崎にも、夫の故郷大分にも行った。ただし自家用車で、私たち夫婦で出掛ける時だけ、太郎を連れて行った。それ以外はお留守番であった。というのは、あくまで太郎は私たちの秘密の子どもであった。中年の夫婦が、小さい人形をかわいがっている姿を他人が見たら、きっと精神状態を疑うに違いないと思っていた。

月日が過ぎてゆくにしたがって、私たちにとって太郎は、実の子のようにかわいい存在となった。ある時、面会に来た女の子が、太郎の片手を乱暴につかみ、ぶら下げて走り回るのを見て、怒りのようなものを感じた。いかにも太郎が私に「お母さん、助けて」と、叫んでいるように見えたのである。また、就寝の時は私の布団にいた太郎が、朝には夫に取り上げられてしまっているという毎日となった。

恵楓園では老朽化した建物が年々新しい建物にかわり、昭和六十年には一棟に二夫婦が居住する夫婦寮が新築され、私たちも喜んで引っ越した。四畳半と六畳の二間にダイニングキッチンがあり、なによりも嬉《うれ》しかったのは、隣夫婦との壁が防音壁になって、お互いのプライバシーが守られることであった。

しかし、やっといい住居に引っ越して三年目、半年前から体の不調を口にしていた夫が、脳梗塞《のうこうそく》で亡くなった。それはあっという間の出来事であった。

喪主となった私は泣いてはいられなかった。夫の死に関してのいろんな手続き、ご仏前にお参りしてくださる友人、知人の対応と、それを立派に果たすことが私のつとめと思い、気丈にこなした。しかし初七日忌をすませた夜、堰《せき》を切った涙は、とどまることなく流れた。抱きしめた太郎のひとみも潤んでみえた。

あれから九年の月日がたち、薄紙を剥《は》がすように私の心身も癒《い》え、ひとり暮らしにも慣れ自立心も芽生えた。

平成八年春、『強制隔離』『外出禁止』などの条項を掲げた、「らい予防法」が廃止された。実に八十九年という永い年月にわたって存続し続けた法律であった。

「らい予防法」が廃止された後、恵楓園を訪問する人も多くなり、入所者自治会の渉外部で働いている私も、時としてその対応にあたることがある。そうした人のなかに、ある日「今は育てるのが難しくて、子どもはいらないと思うくらいです」という、三十代の女性がいた。

私はその時、胸の奥からつきあげる怒りのようなものを感じた。「何をおっしゃいますか。産みたくても産めなかった私たちのことを思ってみてください」と、思わず言ってしまった。

私はNHK放映の「生きもの地球紀行」を楽しみにしている。鳥、魚、蝶《ちょう》そして植物、地球に存在するあらゆる生き物が、自分の生命をかけて、子孫を残そうとする姿を映し出す。生きとし生けるものの本能を感じさせ、人間になにかを問いかけているように思えてならない。

そしてそれは、最近の子どもたちの問題にも関連しているのではないだろうか。

最近の親御さんは子どもに物さえ与えれば、子どもは満足すると思われているようだが、私は心を、たくさんの心を与えてほしいと思う。

太郎が人形でなく私の子供であったなら、三宅さんのように成長して、「お母さん、ドライブに行こうか」と誘ってくれたかもしれない。だったらどんなに嬉しかったであろうか。

しかし太郎は幼児のまま、ずいぶんうす汚れて、私の文机《ふづくえ》の横でちょこんといまも座っている。子どものまま太郎はすでに三十歳である。

＊一九九八年八月二十八日付　熊本日日新聞「第十四回　お茶間論文コンクール入選作」より転載。

第二部　優生保護法を問い直す

一　日本の優生法の歴史

松原洋子

はじめに

「優生保護法」という名前の法律は、一般にはあまり知られていない。せいぜい、産婦人科医院の看板などに「優生保護法指定医」と書いてあるのを目にしたことがある、という程度だろう。その看板も、一九九六年以降は「母体保護法指定医」と書き換えられていった。この年、優生保護法は大幅に改正されて母体保護法となったからである。

「優生保護法」はなぜ「母体保護法」に改正されて、その名から「優生」という言葉が消されたのか。それは、病者、障害者の人としての尊厳を公然と貶《おとし》める文言から成る法律であり、この法律のもとで心身共に深く傷つけられた人々が生み出されてきたからである。長年、優生保護法の撤廃を求める声が障害者を中心に挙がっていたが、一九九六年の母体保護法への改正は自民党主導で性急に行われた。そのため、優生保護法下における被害の実態は未解明のままである。

優生保護法はその名が示すとおり「優生」の「保護」を筆頭に掲げていた。優生保護法の第一条には、「優生上の見地から不良な子孫の出生を防止するとともに、母性の生命健康を保護することを目的とする」とあった。「優生」とは、「優れた子孫」の出生を促すと同時に「劣った子孫」の出生を防止することを意味する。優生保護法では「遺伝性精神病」、「遺伝性精神薄弱」、「顕著な遺伝性身体疾患」、「らい疾患」（ハンセン病）、「遺伝性のもの以外の精神病、精神薄弱」などの病名がつけられた人々を、「不良な子孫」をもたらす存在とみなして、本人と配偶者の同意のもとに不妊手術や中絶手術をしても良いことになっていた。さらに、本人の同意を必要としない強制的な不妊手術に関する規定もあった。

この法律が施行されていた一九四八（昭和二十三）年から一九九六（平成八）年までの間に、公式統計上、母体保護目的のものも含めて約八四万五〇〇〇件の不妊手術が実施された。このうち、「医師の申請によるもの」と呼ばれる、手続き上本人の同意を必要としない強制的な不妊手術（第四条、第十二条適用）は約一万六五〇〇件ある。また、「らい疾患」を理由とする不妊手術が約一五五〇件実施されている。これらは、形式的には「当事者の同意によるもの」（第三条適用）として行われたが、ハンセン病療養所のなかで結婚するには不妊手術に同意せざるを得ない状況があったことが明らかになっている。

また、本人および配偶者の同意により、医師は本人または配偶者が「らい疾患」にかかっている場合には中絶手術ができることになっていた。このために、ハンセン病療養所に暮らしていた女性たちからは、不本意な中絶を強いられたという証言があがっている。「らい疾患」だけでなく、本人または配偶者が「精神病」、「精神薄弱」、「遺伝性身体疾患」などの場合、あるいは本人または配偶者の四親等以内の血縁者がこうした疾患である場合に、本人および配偶者の同意の上、医師は中絶手術をすることが認められていた（第十四条）。さらに、優生保護法とその関連法では認められていなかったにもかかわらず、月経時の介護負担を理由に、女性障害者に対して子宮摘出手術や卵巣機能の停止処置が行われてきたことも見落としてはならない。

このように優生保護法が、優生的な断種法および中絶法としての役割を果たしていたのは明白である。民主主義と福祉国家を目指していたはずの戦後の日本で、なぜこのような事態が生じたのか。優生保護法の歴史をふりかえりながら、その理由について考えていきたい。

二つの定説

優生保護法は一般にはほとんど無名であったが、人口問題や人工妊娠中絶（以下、中絶）の是非に関心を寄せる人々には、敗戦直後の過剰人口問題に対応するため世界でも早い時期に中絶を合法化した法律として良く知られていた。

日本には刑法堕胎罪があり、中絶は今でも基本的に違法行為である。しかし、一九四八年の優生保護法制定で、ここに定められた理由による中絶については罪を問われなくなった。一九四九年改正では「経済的理由」が新たに認められ、一九五二年改正では中絶資格の事前審査制度が撤廃されて規制が大幅に緩和された。その結果、妊娠中期のある時期までは、すべての中絶を医師の判断および本人と「配偶者」（つまり胎児の「父」）あるいは保護義務者の同意だけで実施できるようになった。その結果、中絶件数は激増し、届け出があっただけでも一九五三―六一年には百万件を突破して、堕胎罪は事実上空文化したといわれるまでになる。欧米先進諸国で女性の権利運動の成果として中絶合法化が実現したのが、一九六〇年代末から七〇年代にかけてであったことを考えると、日本の優生保護法は中絶合法化の先駆として特異な存在であった。

一九七二年に、政府は「経済的理由」の削除と「胎児条項」（胎児の障害を中絶の理由として認める規定）の導入などを骨子とする優生保護法改正案を国会に提出したが、これに対して様々な立場から激しい反対運動が起こり、結局改正はされなかった。改正の是非をめぐる論議の最大の焦点は「経済的理由」の削除にあった。「野放しの中絶」を非難する中絶規制派に対して、多くの産婦人科医、生殖の自己決定を擁護する女性たち、そして人口爆発を危惧し中絶を人口抑制の手段とみなした人々は、「経済的理由」の削除に強く反対した。当時はこのように、優生保護法への関心は、「優生保護」よりも「母性保護」、つまり中絶規制問題に大きく偏っていたのである。

一方、脳性マヒの障害者の団体である「青い芝の会」のメンバーたちは「優生保護」の側面に注目し、これを激しく糾弾し始めた。七二年の改正案で、政府が導入を提案した胎児条項は、「その胎児が重度の精神的又は身体の障害の原因となる疾病又は欠陥を有しているおそれが著しいと認められるもの」という内容であった。「青い芝の会」メンバーたちは、親たちによる障害児殺しが頻発している現実を踏まえ、出生前検査で胎児に障害が発見された場合の中絶（選択的中絶）は、障害者を「本来あってはならない存在」とみなし、障害者の生存権を否定する思想にもとづく点で、障害児殺しと同等であると考えた。そのため、胎児条項を導入し選択的中絶を合法化しようとする政府の提案に、強く反対したのである。特に彼らは、優生保護法のモデルが戦時中に制定された国民優生法であり、さらにそれがナチス断種法をモデルに作られたことに注目した。そして、優生保護法の優生思想は、障害者の組織的抹殺を実行したナチスの優生思想と同根であるとみなし、選択的中絶と優生思想を関連させて批判した。

障害者たちの優生思想批判という立場からの胎児条項削除の要求は、野党や女性団体など他の反改正運動勢力にも波及した。結局、政府は経済的理由の削除も胎児条項の導入にも失敗し、七四年まで紛糾した優生保護法改正問題は改正反対派の勝利に終わった。

その後、優生保護法の由来と特徴については、しばしば次のように説明されるようになった。一つは、「優生保護法はナチス断種法をまねた戦前の国民優生法の優生思想を引き継いだ」とする説明。もう一つは、「優生保護法は木と竹を接いだようなもの」、つまり、戦後のどさくさで国民優生法に中絶条項が強引に付け足された結果、「優生」と「母性保護」という異質な要素が共存することになったという説明である。二つの定説は、いずれも民主化された戦後にできた優生保護法において、優生思想が生き残った謎を問題にしている。確かにこの謎が説明できない限り、戦後、優生保護法が優生的な断種法および中絶法として機能し、人々の心と体に深い傷を負わせたことの意味を問い直すことは難しい。

しかし、これらの定説は、謎そのものについて何も明らかにしていない。敗戦後の占領下にあって新しい法案がＧＨＱに検閲されていた一九四八年当時、優生保護法は、なぜ、どのように、戦時立法であった国民優生法の優生思想を引き継ぐことになったのか。また、なぜ「優生」と「母性保護」という異質であるはずの二つが併存しえたうえ、「優生」が戦後も機能することになったのか。これらの問いへの答えを探さなくてはならない。以下では、二つの定説の中身を再検討しながら、右に挙げた問いへの答えを探っていくことにする。

優生保護法は国民優生法の直系か

「優生保護法はナチス断種法をまねた戦前の国民優生法の優生思想を引き継いだ」とする定説では、優生保護法をナチス断種法の直系として単線的に説明してきた。しかし、実際には日本の優生法の系譜は複線型であり、優生保護法はナチス断種法とは別の系譜に位置していた。つまり、結論を先取りすれば、優生保護法は生殖規制対象を非遺伝性疾患にまで拡大する非ナチス断種法系の優生法の系譜の末裔であり、遺伝病限定主義的なナチス断種法や国民優生法の直系ではないのである。

日本では一九二〇年代からすでに、ナチス断種法以前の各国の優生法を参考にした優生法立法化運動が帝国議会において浮上していた。この背景には、社会問題と「遺伝」との関連を前提に優生学的な社会改良を主張する、産児制限運動を含む社会改革運動が存在していた。この種の運動では、「遺伝」と「環境」の影響を混同する曖昧な遺伝概念を前提としており、性病、ハンセン病、結核などの感染症や、アルコール依存なども子孫に悪影響を及ぼすとして、これらを断種や結婚制限による生殖規制の対象と見なしていた。

遺伝性疾患以外にまで対象を広げる非ナチス断種法系の優生法立法化運動が展開された一方で、代表的な優生運動団体であった日本民族衛生協会は、一九三三年制定のナチス断種法をモデルにした遺伝病限定主義的な断種法立法化路線を、一九三〇年代後半に帝国議会に持ち込んだ。日本民族衛生協会系の本流優生主義者たちは、「遺伝性」という概念を重視するとともに、産児制限運動を「逆淘汰」の元凶として敵視し、曖昧な遺伝概念にもとづく従来の優生運動との差別化を意識していた。特に、貧困者を対象とした産児制限運動については、結果的に豊かで自律的な「適者」の避妊を促進することで、「適者」と「不適者」の出生率格差の拡大、人口の質の低下、民族の衰亡をもたらすと考え、警戒していた。

日本民族衛生協会が持ち込んだナチス断種法系の遺伝病限定主義路線は、その後、一九三八年に創設された厚生省に継承され、国民優生法はこの路線に沿って策定された。すでに療養所内で非合法的に実施されてきたハンセン病患者に対する不妊手術についても、ハンセン病が感染症であることから厚生省は国民優生法の適応には入れられず、癩予防法改正による合法化をもくろんだが実現しなかった。その結果、非ナチス断種法系の拡張的な遺伝概念は排除された形で、一九四〇年に国民優生法が成立した。

敗戦後は、戦時中弾圧されていた産児制限運動家が活動を再開するなかで、最初の優生保護法案（社会党案）が一九四七年に国会に提出された。後の優生保護法第一条の「不良な子孫」という表現が最初に使われたのは、この社会党案においてであった。これは、国民優生法以前の、非ナチス断種法系の優生法立法化運動の系譜の復活といえるものであった。翌年成立した優生保護法は、「逆淘汰」の脅威を強調する保守系医系議員が中心となり、社会党案を国民優生法寄りに修正して策定された。優生保護法では国民優生法の遺伝病限定主義は放棄されて、社会党案や戦前の優生政策にみられた拡張優生主義的要素が導入され、非遺伝性疾患（「癩疾患」）が断種対象に付加された。

遺伝病限定主義を放棄したという意味では、優生保護法は国民優生法と断絶していたと言わなければならない。たしかに、国民優生法はさまざまな意味で優生保護法の器として利用された。しかし、優生法立法化運動の歴史の中で比較してみると、むしろ二つの優生法の性格の違いが際立っている。戦後断種法を制定するにあたっては、遺伝病限定主義を採用するという選択もありえたはずである。しかし、社会党案を国民優生法寄りに修正するという作業を経てもなお、優生保護法（谷口案）では、非遺伝性疾患にまで対象を拡張するという方針が堅持された点に、われわれは注目すべきであろう。

「優生保護」と「母体保護」の関係

ここで注意したいのは、優生保護法では国民優生法よりも「優生」に関する規定が強化されたことである。国民優生法では、その医学的妥当性を疑問視する声が挙がっていたとはいえ、優生目的の不妊手術の対象を「遺伝性疾患」という概念の枠内に限定していた。しかし、戦後の優生保護法では「不良な子孫」という表現のもとで、「遺伝性疾患」の他に、「らい病」（ハンセン病）が中絶や不妊手術の対象となり、一九五一年改正で「精神病」「精神薄弱」が中絶対象に、続く一九五二年改正で「遺伝性のもの以外の精神病又は精神薄弱」が不妊手術の対象となった。また、国民優生法では強制断種の条項（第六条）の施行が凍結されたのに対し、優生保護法では強制断種が実施された。

戦前にも、厚生省はハンセン病患者の断種合法化や強制断種の実施を企図していたが、失敗に終わっていた。それは、帝国議会での国民優生法案審議において、断種政策に対する反対論、懐疑論が相次いだためである。特に家族国家主義や多産奨励の見地から、「子種を断つ」断種法に対して強い抵抗感が存在していたこと、また断種法実施場面で中心となるべき精神科医が、日本民族衛生協会系の基礎医学者主導による断種法策定過程に反発し、断種法批判の論陣を張ったことが議会に大きく影響していた。

だが、敗戦により事態は一変した。民主制への移行と人口過剰問題の浮上によって、かつての家族国家論や多産奨励論による断種法批判は力を失った。また、優生保護法制定運動の中心は、国民優生法の改廃による中絶規制緩和を目指す産児制限運動家や産婦人科医であった。優生保護法案に対する議会の関心も中絶問題に集中して、国民優生法では主題とみなされた断種問題は、優生保護法では表面上、後景に退いた形になった。このように、敗戦直後の優生保護法制定時には、戦前の強硬な断種法批判が再現されることはなかった。

一方、優生保護法制定の中心となった医系議員・谷口弥三郎にとって、中絶の規制緩和と断種政策の強化は不可分であった。谷口は戦時中の民族優生的多産政策に積極的に協力した産婦人科医であり、優生学的信条を強くもっていた。人口過剰問題が生じ、産児制限を容認せざるを得ない状況になったからこそ、産児制限に伴う「逆淘汰」を防止するために、断種政策を徹底する必要があったのである。戦前から引き続き人口政策を担当した厚生省系の官僚・研究者も、谷口と同様の立場をとっていた。敗戦直後の日本は、「健全」な子孫をもたらすはずだった多くの若者を戦争で失ったばかりでなく、疲弊と混乱のなかで「不良な子孫」を生み出す危険に満ちているようにみえた。その結果、一九四八年に制定された優生保護法では、中絶の適応を拡大しながらも、優生学的理由や医学的理由以外の中絶については、逆淘汰防止のため公的審査制度の監視下に置いた。また、同時に実施断行を前提に強制断種規定も導入された。

その後の改正では、いわゆる「経済的理由」による中絶の容認（一九四九年）や中絶審査制度の廃止（一九五二年）など、中絶の規制は一層緩和されたが、それに伴い断種に関する規定も強化されていき、一九五二年には非遺伝性の精神病、精神薄弱も断種の適応に導入された。GHQも強制断種についいては、人権擁護の立場から適応制限や法的手続きに厳しい注文をつけたが、強制断種条項の導入自体には反対しなかった。

国民優生法よりも優生保護法の下で断種政策が強化された背景には、敗戦後の社会の疲弊と混乱が人口資質の低下をもたらすという認識も確かにあった。しかし、より直接的な契機としては、戦前の優生政策の本流を支配していた逆淘汰説が戦後も影響力を保つなかで、人口過剰問題に対応するため産児制限を容認したことにあるといえよう。

すでに述べたように、優生保護法では中絶合法化と優生政策が共存していることから、「木に竹を接いだもの」と表現されてきた。国民優生法の名残としての優生政策に、戦後の中絶合法化が無理やり接合されたというわけだが、当時の優生保護法策定の文脈に則してみれば、優生政策は中絶合法化の条件として不可欠であった。優生保護法下の断種政策の強化は、戦後の中絶規制の緩和ゆえに必然的に要請されたのである。

おわりに

強制的な不妊手術の件数は一九五〇年代半ばから六〇年頃までがピークであったが、同意にもとづく不妊手術および中絶についても、この時期に最も多く実施された。この数字の意味を、日本の戦後史の中で検証する作業を今後本格的に行っていく必要がある。たとえば、日本政府と財界のバックアップで推進された家族計画運動は、一九五三年頃から子どもの扶養手当節約といった労務管理の一環として、「新生活運動」の名の下で社員家族に対する避妊指導に取り組んでいた。家族計画運動と優生政策を同時に射程に入れつつ、生殖をめぐる自己管理と強制的管理の相互関係に注目しながら、優生保護法の下での不妊手術と中絶の内実を明らかにすることは、重要な課題の一つといえよう。

一九九六年の母体保護法への改正で、優生保護法は過去のものとなり、その名前を見聞きする機会も今ではほとんどなくなった。しかし、約半世紀にわたる優生保護法の存在下で、不本意な不妊手術や中絶手術を強いられた人々にとって、その過去は法律とともに消え去るものではない。むしろ、優生保護法が表舞台から去ったために、彼ら、彼女らの傷の深さとその意味が見過ごされたまま封印されてしまう恐れがある。優生政策はナチスに象徴されるような軍国主義や全体主義だけのものではなかったことが、各国の優生学史研究によって近年明らかにされてきている。民主化と福祉国家をめざした戦後の日本において、優生保護法が優生断種法としての役割を果たしてきたという事実も、また、それを裏づけている。スウェーデンやカナダのアルバータ州では、優生学的理由によるものも含め、戦後実施された強制的不妊手術の被害者を、今では補償の対象として認めるようになっている。日本の被害の実態についても、早急に調査、解明し補償を検討する必要がある。優生の名のもとに尊厳を貶められ、深い傷を負って沈黙する人々の存在を歴史の闇に葬り去ってはならない。

〔本稿は「科学史入門――優生保護法の歴史像の再検討」(『科学史研究』第四一巻、一〇四―一〇六頁、二〇〇二年)に大幅に加筆したものである。〕

参考文献

斎藤由紀子編著『母体保護法とわたしたち』明石書店、二〇〇二年。

松原洋子「〈文化国家〉の優生法」『現代思想』第二五巻第四号、一九九七年、八―二一頁。

米本昌平・松原洋子・橳島次郎・市野川容孝『優生学と人間社会』講談社現代新書、二〇〇〇年。


(まつばら・ようこ……立命館大学大学院先端総合学術研究科教授)

二　らい予防法と優生保護法

古川和子

ハンセン病との出会い

公的機関の職員だった私は、よく東村山市にある国立療養所多磨全生園の近くを走るバスに乗っていた。清瀬駅から久米川駅に向かうバスは全生園の広大な敷地の周りを走っていく。バスの中から垣根に囲まれた療養所の中を覗きこんでも、人の気配のない療養所はやはり社会から隔絶された別世界のように思えた。

「この療養所には近づいてはいけないんだ」。そんなことを漠然と考えていたように思う。しかし、反面、「ハンセン病に対して、そういう偏見しか持てない自分が許せない」という思いが交差するたびに、全生園の近くを通るたびに焦燥感に駆られるようになっていった。社会の「らい病」に対する差別・偏見をそのまま受け入れている自分が許せず、一九七九年一月、介護職員として全生園の門をくぐった。

ここに就職してしばらくした頃、九州の両親にそのことを知らせる手紙を書いた。手紙が九州の両親の元に届いた次の日、父が上京してきた。私の手紙を読んだ母が、「一刻も早く和子を連れ戻さないと、あの子が、らい病になってしまう」と言って一晩中泣きつづけたという。母が特別差別的だったわけではない。善良な国民だった。何事にも逆らわず、全てを受け入れる母だったからこそ、「らい病」を怖い病気と信じ切っていたのだろう。

一九四〇年代に「らい根絶政策の柱をなした無らい県運動」は、国民一人ひとりに誤まった「らい病」に対する認識を浸透させ、時を越えて、国民が囁きあうことを目的意識的に作られた政策だったのだろうと改めて思った。

一九四七年、「予防医学を全面的に採用して母体を保護し優良な子孫を産みたい」（衆議院厚生委員会議事録一九四九年十二月）と主張する、一部女性議員を含む議員たちによって提案され、翌年成立した優生保護法には、「遺伝性疾患、精神病、精神薄弱、らい病」などが、その対象とされていった。

一九五三年、既に「らい病」は、新薬により完治する病ということが明らかになっていたにもかかわらず、戦前の強制収容・終身隔離政策を引き継ぐ「新らい予防法」を制定し、一九九六年の法廃止まで、ハンセン病の一人ひとりが社会の中で当たり前に生きる権利を放置しつづけてきた。それらを、許してきたのは、誤った「らい病」に対する、私や、母のような一社会の個々人の囁きだったのではないのかとそう思う。

隔離の世界

私が働いていた当時、全生園では、職員は出勤すると更衣棟で着てきた服を全部脱ぎ、園から支給される白い帽子、上着、ズボン、予防衣、マスクをつけ患者棟に入っていく。帰りは、患者棟と更衣棟の入り口に設置された洗い場で手足を洗浄し、風呂に入り着てきた服に着替えて帰るのが当たり前だった。

看護婦からは、「患者さんに出されたお茶やお菓子は一緒に食べないよう」指導されていた。はじめは、その言い付けをよく守った。しかし、そんな必要がないことに気づき始めた。入所者が作ってくれた料理をご馳走になり、一緒に菓子を食べ、茶を飲んだ。マスクも、帽子も必要ないことが分かった。

そうしていくなかで、入所者との信頼関係が築かれることを知った。そして、多くの入所者が、家族との縁を断ち切ってここに入所してきた経過を話してくれた。一緒に泣きながら聞いた。

「らい病」という、取るに足らない病に冒されただけで、親子の、家族の縁を切り、終生を死んだものとして療養所で暮らすことを強制された人たちの叫びはしかし、療養所の厚い壁に阻まれ社会に届くことはなかった。

入所者Aさんは、結婚して第一子の男の子が生まれて間もない頃、自分がハンセン病であることを知り、突然妻子の前から姿を消して、この療養所に入所してきた。それから、二十有余年の月日が経っていた。Aさんは言った。「女房は俺のことをうらんでいると思う。突然、何も言わずに、いなくなったんだから、恨まれても仕方ないよな」と。しかし、息子が二十歳になったある日、Aさんは、一目だけ成人した息子の姿が見たくて、故郷の友人に頼んで、息子を約束した場所に連れ出してもらって、物陰から息子の姿を見させてもらった。大人になった息子の姿を見て、「長年苦しんできた思いが晴れた」と語った。

その数年後、Aさんは療養所で癌で亡くなった。妻も息子も来なかった。療養所には、当時、林の中にぽつんと掘建て小屋があり、そこが、解剖室だった。園内で亡くなると、解剖が行われ、そのあと荼毘に付される。Aさんもそうだった。Aさんは最後まで、妻子に療養所にいることを告げずに死んでいった。

「らい病」への、凄まじい差別・偏見から妻子を守るために、出身地を隠し、名を変えて、社会から隔絶された療養所で、その生涯を閉じなければならなかった。

親子が名乗り合うことができず、一つ屋根の下で共に暮らすという当たり前のことを奪ってきた、背景に「らい予防法」が存在し続けてきた九〇年の歴史を、私は余りにも知らなすぎたと、療養所で働いてそう思った。

断種への旅

一九九八年十二月から一九九九年七月にかけて、私は、これまでほとんど明らかになっていない療養所内での「断種」の実態を明らかにするため、長島愛生園、星塚敬愛園、菊池恵楓園、奄美和光園の四施設を訪問した。ハンセン病療養所では、一九一五年から、園内結婚を許可する条件として非合法的に断種が行われていた。「らい予防法」廃止の一九九六年、厚生省が発表したハンセン病者への優生手術件数は、一九四九年〜一九六五年までに、全国で男性一二九五件、女性一一四四件、合計一四三九件となっている。

星塚敬愛園（鹿児島県）では、一九六九年まで三三四件の断種が行われていた（らい予防法違憲国家賠償請求事件証人調書より）。一施設で三三四件という数は入所者の男性の半分以上が断種を受けているということになるのだろうか。

私が星塚敬愛園を訪問したとき、同席してくれた自治会の役員のほとんどが、断種の手術を受けていた。

自治会役員の一人は昭和三十年代にワゼクトミーを受けた。

「どうしようかと迷った。でも子どもの将来のことを思うと手術を受けるしかなかった。でも残念です。自分の子孫を残せないということが……いままで世の中の流れとして、親があり子があり、そしてまた自分の子孫ができていくのが当たり前なのに、私の場合は私一代で終わりだということがとても寂しいことだと思う」という言葉が印象的だった。

コップ一杯の水

入所者の八重子さんは沖縄出身である。県立女学校の一年生のとき、足に斑紋ができて不思議に思った教員が専門病院で診てもらうよう両親に説得したことが始まりだった。

勉強し続けたかった彼女は教科書といつも大事にしていた人形をリュックに詰めて旅立った。父と二人、長い船旅を終えて鹿児島に着いたのは十二月の寒い日だった。沖縄で生まれた彼女に鹿児島の冬は寒かったという。

この病がどういう病かも知らなかった彼女は、専門病院というから大学病院だろうと思っていた。

初めて見る鹿児島の街も山形屋のデパートも物珍しく、十三歳の彼女にはうれしい旅行だった。しかし、父が彼女を連れて行ったのは大学病院ではなかった。鴨池港からさらに船に乗り垂水に渡った。一面山ばかりの小さな町でタクシーを拾って星塚まで行ってくれるよう父が頼んだ。しかし、タクシーの運転手は「お客さん悪いけどあそこには行かれん。あそこに行く客を乗せると消毒されるから、車の中まで消毒されて臭いがいつまでも残って仕事にならんのよ」と断ったという。仕方なく十三歳の彼女と父は垂水から一晩山中を歩き通した。沖縄を出るとき新しく買ってもらった革靴が歩き続ける彼女の足の皮を擦りむいていく。靴下は血で真っ赤に染まりながらも父娘はひたすら敬愛園を目指して歩き続けた。

やっとたどり着いた敬愛園で、待合室に通した職員に向かって彼女は叫んだ。「みじゅください」。しかし、職員は言葉の意味が理解できなかったのか父親に問い返した。「みじゅってなんですか?」父は、「この子はまだ標準語も話しきらんとです。みじゅというのは、水のことです。水を下さいといっとっとです」。職員はコップ一杯の水を持ってきた。

飲まず食わずで歩き続けてきた彼女はそのコップに飛びつくように手を出した。すると職員は、彼女の差し出した手を制して「この水はお父さんが飲んでくださいね。娘さんがもし病気だったらコップが大変ですから。娘さんは、患者地帯に行けば水道がありますからそこで飲んでください」とこともなげに言って出ていった。

「その時は自分の身体には何の症状も出ていなかったので、その職員の言う差別がその時にはわからなかった」と彼女は言う。

父は、職員が出ていくのを確認すると娘に向かって「コップを使わんでも飲む方法があるよ。両手をコップの代わりにすればいい」と言って、両手を出すように言い、その中にコップの水をそそいでくれた。

父娘はその夜、園で準備してくれた布団で枕を並べて寝た。疲れきっていた彼女はぐっすり眠り、翌朝目を覚ますと父の布団は綺麗にたたまれ、父の姿は何処にもなかった。父の名を呼んで探し続ける彼女に、保護者を引き受けている入所者が「お父さんは、あんたが目覚める前に沖縄に発たれたよ。あんたが起きているうちだと別れがつらくなるからと言ってね」と告げた。

幼女舎に入った彼女は保護者から「新しい名前を考えなくっちゃね」と言われた。「ここではみんな本名は使わんのよ。あんたは沖縄じゃから、八重子ちゅう名がよかね」。こうして彼女の新しい名前が決まった。

「ここに来て五七年、この八重子の名前を使っています」

新しい名前をつけてもらった初めの頃は間違ってはいけないと、その呼び慣れない名前を何回も何回も心の中で呼んでみた。

それ以降彼女は自分を置いて帰ってしまった父を恨むようになった。「お父さんは私をここに捨てに来た」と思うようになった。勉強をし続けたいと思っていた彼女は、いつしか勉強することをやめ、園内作業をやってお金を貯めて一人で沖縄に帰ると決心し、看護助手の作業を続けた。

「戦中戦後、園内では栄養不足や充分な医療が受けられず死んでいった寮友がたくさんいた。ここでの生活は何から何まで地獄でした」と振りかえる。

沖縄の両親は戦後生きていることがわかり、文通が再び始まった。

ある日、父からの一通の手紙が届いた。

「おまえに土下座して謝りたいことがある。それをしないと死に切れないから会いに行く」。数十年ぶりに敬愛園にやって来た父は彼女を前に跪《ひざまず》き、「あのときはお前を捨てたんじゃない。人に病気をうつしたらいけないと園長先生に言われて、お前一人だけの犠牲でくい止められればと思って、心を鬼にして残っている子どもたちを助けるために帰ったのだから許してくれ」と泣いた。昭和四十七、八年の頃だったと記憶をたどる。以降沖縄の両親が時々会いに来るようになった。

誰のために何のためにつくられた療養所だったのだろうか。病む人のため、患者のための療養所だったはずだ。ならば常識的に考えて、差し出されたコップ一杯の水は患者である彼女のものであったはずである。健常者に差し出すコップはあっても患者に飲ませるコップはこの療養所には存在しなかった。そして、これが、わが国の「らい療養所」の常識だった。

子孫を残すことを許されなかった病

八重子さんは、乙女寮にいた二十歳のとき、七つ年上の今の夫と園内結婚した。当時二人とも後遺症もなく元気だったので、もしかしたらこの夫と一緒に外（社会復帰）に出て行って生活できるかも、という希望を持っての結婚だった。

彼女の結婚生活も夫婦三組の雑居部屋から始まった。

結婚初夜と言っても雑居部屋では性交もなく結婚二日目の朝を迎え、彼女は生まれて初めて男物の夫の下着を洗った。ところが、夫の下着には、べっとりと血やヨウドチンキが着いて真っ赤だったのに驚いて、「この血はどこから出たんですか?」と夫に尋ねた。無口な夫は静かに「これはな、昨日結婚の手続きに行ったら呼び出されて、ここではワゼクトミーをせんと夫婦舎には入れないよと職員に言われ、それならお願いしますと言って手術台に上ったのよ」と言った。さらに夫は「ここではね、こんな手術を受けないと二人では生きていけないのよ」と教えてくれた。

八重子さんは「こんな大事なことをなんで私に相談しなかったのよ。私たちはまだ元気じゃないの！こんな手術をしたらもう子どもはできないんでしょう！」と語気を荒くして夫に尋ねると、夫は「子どもができると、ここにはもうおられなくなるから……そういう話もお前にはしなかったけど、自分が犠牲になればいいと思った。もしお前が妊娠でもしたらもっともっと苦しい目にあう。堕胎して苦しい目に会うより、自分が犠牲になって切って(断種)しまったらいいと決心したのよ」と説明した。

八重子さんは社会復帰する希望を持っていた。しかし、夫が断種されたら、もう子どももできない。「子どもができないのに外へ行っても希望がない」と夫に詰め寄りたかった。しかし、ここでは我慢するしかなかった。

八重子さんはたまたま、ハンセン病に罹っただけなのだ。そして、「らい予防法」が適用された。結果、彼女は、家族を失い、自らの家族をつくり育てることを許されなかった。自己実現の道も断ち切られ、六十数年の歳月を、社会から隔絶された療養所で送ることを義務付けられてしまった。

一九九六年「らい予防法」は廃止された。しかし、法が廃止になっても何も変わらなかった。彼女たちが、法廃止に願ったものは、奪われ続けてきた人権の復権だった。そしてそのことを、具体的に実感するため、自らの手で獲得したかったのだ。

家族の離散と人工妊娠中絶

熊本県にある、国立療養所菊池恵楓園では、女性への不妊手術、堕胎手術が他園に比べて多いのが特徴だ。

一九九五年、九州弁護士会が行った国立ハンセン病療養所のアンケートによると、菊池恵楓園では、「優生手術あるいは堕胎手術を受けたことがあるか」に対して、「受けた」と答えたのが、男―七六、女―一二七名で、卵管結紮―二五、堕胎―六九名となっている。ハンセン病に対する優生手術は「断種」が中心であったが、菊池恵楓園での入所者の女性への不妊手術や、堕胎手術が中心に行われてきた背景は分からない。

入所者のヒロ子さんは一九五三年、十四歳で入所した。ヒロ子さんと同年輩で、少女舎にいた人たちのほとんどが園内で結婚し、堕胎手術を受けたあと、不妊手術を受けているという。

一九五九年、二十歳で園内結婚したヒロ子さんは、翌年妊娠した。体調の変化に気づき園内の治療棟にあった外来で受診。妊娠三カ月だった。医者は、いきなり「いつ手術するね」と聞いた。この手術は、堕胎手術と不妊手術の両方を意味していた。

「三カ月で堕胎手術と不妊手術も受けました。そのとき私は承諾書を書いた記憶はありませんが、夫が書いたのかもしれません……」と首をかしげる。

「そのころ、ここでは妊娠しても産むことはできなかった。どうしても産みたい人は社会復帰していくしかなかった。身内のものでもいて、子どもを引きとってくれるならいいけど、そんなことはとても望めない。私たちが身内の中から出たことだけでも大変なことだから……」とヒロ子さんは語ってくれた。

入所者・林美智子さんは、不妊手術を拒否した。

熊本県のある駅に一両の列車が出発を待っている。警察官や保健所の職員が列車を取り囲む。いつものホームとは違った物々しさのなかで列車は寂しい汽笛を鳴らしてホームから滑り出していく。それを、ホームの陰から見送っている十歳の少女がいた。一九五一年夏のことである。美智子さんの母を乗せた「らい患者専用列車」の出発のときの話だ。

母が収容列車で旅発つまでに、何回も保健所の職員が家に訪ねてきた。「子どもながらにも、この家で何か重大なことが起きていると感じた」と言う。三人きょうだいの長女。一番下の弟はまだ乳飲み子だった。

母の入園の手続きをするため、父は妹と弟を連れて母と一緒の列車に乗って旅立った。熊本駅に着くと患者の母は専用バスに乗せられ、家族の父と弟妹はトラックの荷台に乗せられた。炎天下のトラックの荷台は暑かったのだろう。幼い妹はあまりの暑さに冷たいものを欲しがった。父に買ってもらったアイスキャンディーを幼い弟妹は大喜びで食べたのだろう。しかし、小さな妹には、そのアイスキャンディーがこの世の最後の味になってしまった。恵楓園の一時収容棟に泊まった妹は、夜中に「ぽんぽん痛い」と泣いた。外は、あいにくの暴風雨。初めての療養所で医局も見つからないまま一夜が明けてしまった。朝になって、医者が駆けつけてきてくれたが既に手遅れだった。疫痢だった。母の強制収容と突然の妹の死は、美智子さんの家族を悲しみのどん底に突き落とした。

恵楓園の火葬場で焼かれ小さな壷に入って帰ってきた妹。思いもよらない悲しみだった。その後、父は、働くために弟を養護施設に預けざるを得えなかった。そして、美智子さんも十五歳のとき、母のいる恵楓園に入所してきた。

母娘のいる恵楓園に父はよく面会に来てくれた。養護施設に預けられていた弟も面会日には父と一緒に来た。しかし、美智子さんには、親子が面会日にしか逢えない、そういう形でしか逢えない親子が悲しかった。弟が成長し身の回りのことが自分でできるようになった頃、父は弟を引き取り故郷で二人で暮らすようになった。美智子さんも、岡山の療養所内にある、高校の分校に入り、卒業後再び恵楓園に帰ってきた。

一九七〇年、美智子さんは園内結婚。三カ月後妊娠、堕胎した。療養所内では妊娠した女たちに「産みますか？　どうしますか？」とは聞かない。「いつ手術しますか？」になってしまう。美智子さんも「いつ手術しますか？」と聞かれた。

「手術することに迷いはありませんでした。健康的にも無理だったし、経済力もない、外へ出ていって産むことは考えられなかった。外で産んでも、すぐ子どもとは引き離され養護施設で育てられる。私は弟が養護施設で育てられ、親とも時々しか逢えない姿をずっと見てきたから、そんなことになるなら産まないほうがいいと思っていた」と言う。

療養所内では、避妊の指導もなく、妊娠—中絶—不妊手術という方法が戦後は中心に行われてきた。美智子さんも不妊手術も勧められた。しかし、彼女はそれを拒否した。「不妊手術をしてしまうと希望も何もなくなってしまうから、それだけは受けられません」と拒否した。「女としていつかは子どもが産めるかもしれないという最後の希望は断ち切りたくなかった」とその思いを語ってくれた。

人権の復権に願いを込めて

一九九八年七月、九州ハンセン病療養所の入所者一三人が、「らい予防法などによる九〇年に及ぶ隔離政策で人権を著しく侵害された」として、国を相手取り損害賠償を求める訴訟を熊本地裁に起こした。

訴状によると、原告・弁護団は、国の責任について以下のように述べている。

一、一九四七年における義務

「らい予防法」はその始まりである一九〇七年「癩予防ニ関スル件」から、強制隔離を政策の中心にする点で、その必要性、合法性はなく誤りであった。

国は、一九四七年憲法施行後、「癩予防法（旧法）」を廃止しないまま放置すれば将来に渡って人権侵害を惹起し続けることを認識していた。

断種等の人権侵害を伴う強制収容・終身隔離措置は、刑事拘禁としての終身刑を上回る人権制約・侵害行為である。

強制収容・終身隔離制度・政策を定めた「癩予防法（旧法）」、これに基づく個別の強制収容・終身隔離措置は、憲法の定める個人の尊厳・生命・自由・幸福を追求する権利（一三条）、差別の禁止（一四条）、住居・移転の自由（二二条）、奴隷的拘束及び苦役からの自由（一八条）、適正な内容及び手続きによらねば人身の自由を奪われない権利（三一条）をはじめとする基本的人権を侵害し、憲法に違反するものであった。

一九四七年憲法が施行されたとき、国は「癩予防法（旧法）」を直ちに廃止し、収容者が受けてきた損害を補塡した上で、収容者が円滑に社会復帰できるよう万全の立法的・予算的措置をとる義務を有していた。

二、一九四八年における義務

国は、強制収容・終身隔離措置下において、非合法のうちに療養所内において被収容者には「子どもを産むことを許さない」断種、堕胎を含む徹底した優生政策を実行してきた。

しかし、そもそもハンセン病は遺伝病ではなく、優生政策を合法化しうる合理的根拠を欠いていたのであり、国はこれを知っていたのである。したがって、非合法下における優生政策を直ちに廃止し、優生政策によって侵害してきた被収容者の人権回復のために有効な万全の立法的・予算的措置をとる義務を有していたとともに、非合法下に行なわれてきた優生政策を合法化する法律を成立させてはならない義務を有していた。

ところが、国は、この年、ハンセン病患者に対する優生手術を認めた優生保護法を制定した。自ら犯した義務違反行為の結果を正すべく、ハンセン病患者に対する優生保護条項を直ちに廃止すべき義務があった。

三、一九五三年における義務

一九四七年に日本においても特効薬プロミンの治験が開始され、一九四八年日本らい学会その他においてもプロミンの画期的な「治らい効果」が次々と発表され、一九四九年には国はプロミンの使用を予算化した。従って、一九五三年までには、国は、ハンセン病が感染力及び発病力が極めて弱く、また発病しても、適切な治療により治癒する病気であることを知り、国会における三園長発言が医学的に誤りであり、「癩予防法（旧法）」が新憲法に明確に反することを知っていたため、これを廃止する義務があった。

ところが、国は、この年、「らい予防法（新法）」を成立させたのであるが、これもまた、「癩予防法（旧法）」、以上に強制隔離政策を明確に打ち出したものであり、前述のとおり必要性も合理性もなく、医学的根拠のないもので、各種の基本的人権を侵害する違憲な法律であった。国は、この法律が根拠のない人権侵害を惹起する違憲な法律であることを知り得たのであるから、かかる法律を成立させてはならない義務があった。

四、法廃止に伴う義務

「癩予防法（旧法）」及び「らい予防法（新法）」「優生保護法」の見直し・廃止の内容は、これらの法によって被収容者が被った、先行する人権侵害による被害を原状に復するものでなければならない。

つまり、強制隔離制度の撤廃、優生政策を含むハンセン病患者に対する差別立法の廃止だけでは足りず、収容者に対する損害の補塡を行った上で、被収容者が円滑に社会復帰できるよう万全の施策としての社会からの差別と偏見を一掃する立法・広報や十分な予算的措置による経済的支援が必要不可欠である。緩和政策によってかかる義務を免れるものではない。
五、国会の義務違反
ところが、国は一九四七年の憲法施行後も「癩予防法（旧法）」を廃止せず、一九四八年には、ハンセン病患者の優生手術を「優生保護法」によって公認し、一九五三年、強制収容・終身隔離政策を維持した「らい予防法（新法）」を制定し、その後一九九六年まで、同法を廃止しないまま放置したものであり、その義務違反は明白であるとともに、責任は重大である。

（らい予防法違憲国家賠償請求訴訟弁護団・原告団発行『ブリキの貨幣』より）

一二三人の提訴で始まった国家賠償訴訟は、以降東京・岡山地裁にも提訴し、合計七七九人が提訴者となった。

前項の鹿児島星塚敬愛園の入所者、八重子さんは、一次提訴者だった。彼女は、「お金が欲しいのではない。これまでに受けてきた様々な非人間的な扱いにずっとただ耐えてくるしかなかった。我慢するしかなかった。自分たちの権利を人権を訴えることを許されなかった。そのことを、裁判の場で訴えて私たちも人として当たり前に生きる権利があることを認めて欲しい」という切実な思いで原告となった。当初療養所内には原告の数も少なく、園の管理者及び同僚たちからの批判や嫌がらせもあったと聞いている。しかし、彼女たちは、それらに屈することなく、六十余年の屈辱の思いを、司法の場で訴えつづけた。

二〇〇一年五月十一日、熊本地裁は、「遅くとも一九六〇年以降には隔離の必要性は失われ、過度に人権を制限した『らい予防法』の違憲性は明らかだった」として、同法の早期見直しを怠った旧厚生省と国会議員の責任を全面的に認め、国に一八億二三八〇万円の支払いを命じる判決を下した。判決内容は、原告・弁護団の訴えを全面的に認める内容だった。また、争点の一つになっていた、除斥期間の起算点の「不法行為の時」は、違法行為の終了した新法廃止のときと解するのが相当で、除斥期間の規定の適用はない、とした。（国側は、民法七二四条の「不法行為に基づく損害賠償請求権は不法行為の時から二十年の経過で消滅する」を主張していた。）

「らい予防法」と「優生保護法」

熊本地裁判決は、わが国の「らい患者」の強制隔離・収容政策を柱とした、「らい予防法」が医学的根拠を欠いた人権侵害の政策であったことを、法の立場から明確化した。しかし、国のらい根絶政策の一環として展開された「無らい県運動」の推進は、この誤った医学的根拠を基に「らい」に対する差別・偏見を国民一人ひとりに浸透させてきたのであり、逆に社会の側が「らい患者」の根絶の原動力となり、地域社会を「危険な病から守る」という社会防衛思想（差別）を確立させ、「らい者」やその家族を地域社会から排除していった。

戦後、一部女性議員を含む議員たちが「予防医学を全面的に採用し母体を保護し優良な子孫を産みたい」（衆議院厚生委員会議事録一九四九年十二月）として成立した「優生保護法」は、「予防医学」という一見科学的根拠に基づく法の成立をしながらも、そこには、「遺伝性疾患、精神病、精神薄弱」と伝染病である「らい疾患」もその対象とされていった。

周知のとおり、遺伝性疾患と伝染病は全く別種の疾患である。この法の成立も、この社会に存在してはならない疾患を特定し、それらの対象者を社会から排除されていくことを合法化していくための、社会防衛思想（差別）を根底にして成立した法であると言える。そこに、「らい予防法」と「優生保護法」の成立と存続の共通点がある。

今回の「らい予防法」違憲国家賠償請求訴訟の判決は、「らい予防法」が医学的根拠を欠いた人権侵害の法であったことを明確化したと同時に、もう一方で、「優生保護法」もまさしく、医学的根拠を欠いた人権侵害の法であったことを明確化したのではないだろうか。

今後、この裁判で私たちに問われたことは、誤った社会防衛思想の結果として、いわれなき人々の人権を著しく侵害してきた歴史に対して、その対象者の人権の復権と救済の手段を個別的に解決していかなければならないということなのではないだろうか。

（ふるかわ・かずこ……NPO法人権利擁護あさひ、介護支援専門員）

三　日本の精神医療と優生思想
――日本精神医学史の再検討を含めて

小俣和一郎

はじめに

わが国における優生思想の概要については別章で全般的に触れられていると思うので、ここでは、おもに精神医学・精神医療との関わりを中心に述べてみたい。そのためには、はじめに近代以降、日本の精神医療の辿った特異な歴史と実状を簡単に知っておく必要があろう。

周知のように、日本の近代医学は明治維新とともに、もっぱらドイツ医学にならい、それを移入し、教育することによって成立した。この基本傾向は、第二次大戦の敗北後にアメリカからの影響が強まり、医学全体も英語圏のそれへと大きく転換するまで続く。精神医学も例外ではない。ただし、精神医学の場合には、戦後もなおしばらくのあいだ、ドイツ語圏のそれの強い影響下におかれた。また、明治期の医学教育制度が東京大学（当時は帝国大学医科大学）を頂点とする中央集権型をとっていたため、大学精神医学の教授陣もほとんどが東京大学出身者からなり、彼らが全国の医学校や医学専門学校へ散らばって日本の精神医学教育を担うところからスタートした。

一方、実際の精神医療は、明治政府の富国強兵政策が最優先されたこともあって、国家が主体となって実践されることはほとんどなく、もっぱら民間の手に委ねられてきた。明治国家における精神障害者の医療福祉政策はほぼ皆無といってよい状態であり、これが、今日に至る日本の精神医療の後進性を規定してきたと考えてよい。近代日本が精神医学の範をとったドイツのみならず、ヨーロッパの主な国々では、精神医療はすでに基本的に公営であって、民間の手に依存する度合いははるかに少なかった。

これに対して日本では、精神病院の量的不足はもとより、その運営主体もほとんどが私立のまま推移することになる。精神医療に関する法律の整備も、日本は他の欧米各国に比して約半世紀以上の後れをとった。一九〇〇年に制定された最初の法律「精神病者監護法」は、不当な入院措置を裁判に訴えた「相馬事件」を機に、当時の諸外国とのあいだの不平等条約改定に向けた政治的動きの中で、欧米ジャーナリズムの外圧もあって成立した。しかし、この法律によって、精神病院はすべて警察の管轄下に置かれ、各家庭が身内の患者を監禁するための「座敷牢」が公認されて、公的な病院建設などはさらに後れをとることになる。

戦後の一九五〇年に至ってアメリカの指導下に成立する精神衛生法が禁止するまで、わが国における精神障害者の多くが「座敷牢」という私宅監置のもとに処遇されてきた。精神衛生法がこの私宅監置を禁止すると、その代替収容先として、戦後（主として昭和三十年代以降）、各地に私立精神病院が雨後のタケノコのごとく多数成立する。しかし、その多くはいわゆる閉鎖病棟の中に入院患者を隔離収容するだけの機能しかもたず、そこに無視することのできない数多くの人権侵害問題が発生することになった。そうした問題が、いわば集約して現れた「宇都宮病院事件」をきっかけに、一九八七年に至って精神保健法（現・精神保健福祉法）が成立することになるが、これも国連人権条約B規約を介しての先進各国からの外圧（ジャーナリズム報道など）のもとで起草された側面が大きい。今日、日本の精神病床数は約三三万床で、人口当たりの病床数としては先進国のなかでも群を抜いて多い。また、一人当たり入院期間の指標である平均在院日数も五〇〇日以上に及び、先進各国の一〇〜二〇日程度と比べてきわめて長いものとなっている。

これらの数字が表す意味は、いわゆる社会復帰医療の欠如によって入院患者の退院が困難となり、治療上の必要性から病院に入院しているというよりも、病院に居住している（いわゆる社会的入院）という実態にほかならない。

このように、日本における精神医療は、欧米各国とは大きくその実状を異にしているのであって、こうした歴史的背景を無視して単に精神医療における優生思想の異同のみを論じてみても、それはあまり意味をなさないことになるだろう。

日本の精神医療における優生思想の展開

優生思想とは、いうまでもなく「良い血筋をつくるための思想・学問」の意味であるから、その言葉自体に否定的意味はない。しかしながら、その目的がナショナリズムや軍国主義・社会主義などの特定のイデオロギーと結びつけば、一方で優秀な軍人を育成するために、また他方で「無価値」とされる特定の人種や病弱な人間を抹殺するために利用されることになる。国家政策のレベルでは、前者は、たとえば人口増加政策となり、後者は断種法や障害者福祉医療の否定などとなって現れる。

前者に関しては、たとえば日露戦争後に刑法の堕胎罪の罰則が強化され、妊娠中絶に対する法的規制の推進が行われており、これを日本における優生政策のはじまりとみなすこともできる。いうまでもなく、日露戦争は近代日本が経験した最初の大規模な消耗戦であって、そこでの兵員の損耗は、日清戦争などとは比較にならぬほど大きかった（ちなみに、第一次大戦における日本の戦死者数も、フランス・ドイツなどのヨーロッパ各国とはくらべものにならないほど少なかった）。

しかしながら、精神医療との関係でみるのなら、とくに問題となるのは後者の方であろう。すなわち、精神障害者に対する人工妊娠中絶・断種などの処置である。以下、この点にしぼって考証を行ってみたい。

一、日本の精神医学と優生思想

前述のように、近代日本の精神医学はもっぱらドイツからの移入によっていた。そのため、他の分野と同様に、当初はいわゆるお雇い外国人によって教育が始められている。精神医学に関しては、一八七六年に来日したエルヴィン・ベルツによって東京大学（当時は東京医学校）で最初の講義がなされたといわれる。近代日本における精神医学の側からの優生思想への言及も、興味深いことに、このベルツに発する。ベルツは当時、急速な欧米化にともなって民間に現れた「欧米人種との雑婚推奨論」（日本人の体格が欧米人に劣るため、積極的に欧米人との結婚を進める議論）に反対し、「日本人は欧米人に劣るところはないので、遺伝に注意して慎重に結婚相手を選択すれば、日本人同士の結婚で問題はない」と主張した（『日本人種改良論』一八八六年）。

このベルツの言説が、その後どこまで日本人精神医学者に影響を及ぼしたかは不明だが、少なくとも文献上でみるかぎり、明治・大正期を通じた精神医学からの優生思想への言及は、主として結婚問題に絞られていたようである。たとえば、榊保三郎（「結婚に就いて二、三の注意」一九〇二年）、島村俊一（「精神病の原因並に其予防法に就て」）、中村譲（「血族結婚ノ其子孫ニ及ブ影響」一九一一年）、樫田五郎（「精神病学上より観たる遺伝と環境」一九一八年）などが、いずれも結婚相手（とくに相手の家系およびその病気）を慎重に考慮して選ぶことを推奨している。

しかし、第一次大戦が終結を迎える一九一八年には、法医学者で一時、東京大学で精神医学を代講したことのある片山国嘉が、「酒毒上より観たる遺伝と環境」と題する論文を書き、スイスの精神医学者アウグスト・フォレルの提唱したアルコール中毒者の胚損傷説（アルコールなどの有害物質を摂取し続けることで胚が損傷される）に準拠した警鐘論を展開している。ちなみに、フォレルは一八九二年という早い時期に精神病者の断種を行った医師として知られている。

その後、日本人精神医学者による優生思想関連の発言は、一九三〇年代に入るまで、表立ってはなされていないようである。しかし、一九三一年に日本軍が旧満州に侵攻して満州事変が始まると、断種に関する論議も再び活発化する。とくに、東京大学精神科教授の三宅鉱一は、一九三一年の「変質者問題座談会」において、精神病者の断種に対する積極的賛成論を述べ、のちの一九三九年には「精神病者一千万人断種論」ともいえる強硬な発言をして、みずから断種論者であることを公言した。三宅は、その前年に設置された厚生省予防局の「民族優生協議会」の主要メンバーであり、日本においてもドイツ同様に国立の優生学研究所を設立すべきことを説き、その結果、カイザー・ヴィルヘルム研究所の優生学部門にならった施設の建設計画がもちあがることになる。（ただしこれは、太平洋戦争のため計画のみに終わり、実現することはなかった。）

一方、同じ東京大学精神科で三宅の弟子でもあった吉益脩夫（一八九九―一九七四年）も断種に賛成の立場を表明し、一九四〇年に公布された国民優生法の起草に寄与した。ただし、吉益は、あくまでも学者の立場から、専門家の関与しない一方的な強制断種には反対し、断種の適応を科学的かつ厳密に定めるべきとし、断種決定を審査する公的機関の必要性を説いた。吉益の専門は犯罪精神医学であったが（注）、優生学の分野でも多数の論文・著書を残している（『優生学の理論と実際』一九四〇年、『優生学』一九六一年など）。また、吉益は司法省や厚生省の委員を兼務し、中央優生審査会、中央優生保護審査会などの委員を歴任した。さらに日本民族衛生学会では幹事を務め、のちにその名誉会員となっている。吉益はおそらく、わが国の精神医学者の中では、優生学・優生運動にもっとも大きく関与した人物といってよいであろう。彼の優生思想が具体的にどの程度のものであったのかは、文献上から推定するしかないが、吉益の優生学への興味は、「ニーチェ哲学によって喚起されたところが大きい」（中田修、一九七九年）という。

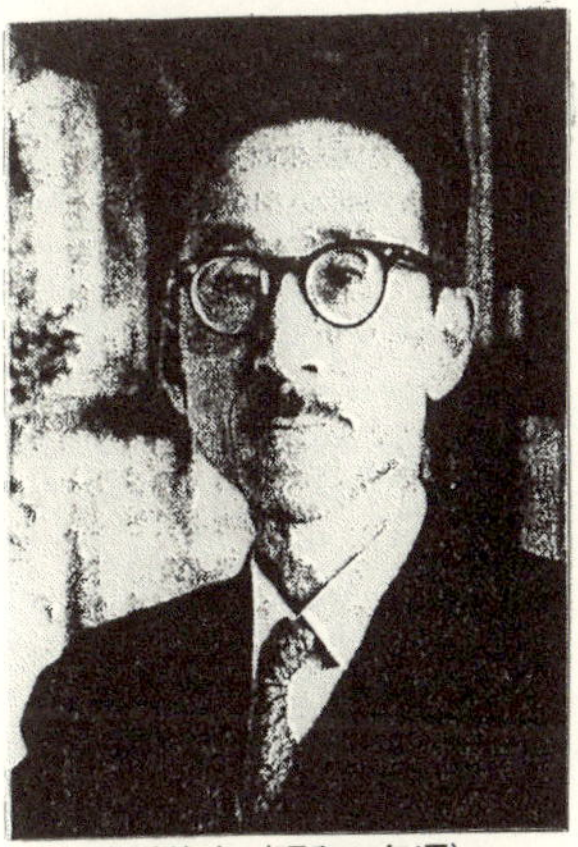
吉益脩夫（昭和35年頃）
（『臨床精神医学』第8巻より）

ドイツでは、一九三三年に政権の座についたヒトラーのもとで、いち早く「断種法」（遺伝病子孫予防法）が成立するが、日本の精神医学界における断種論議も、三宅・吉益らを中心に、ほぼ同時期的に始まったと考えてよいだろう。もっとも、それはナチ国家における強制断種の法制化ほどには、ただちに先鋭化することはなかったようである。

一方、一九三〇年代には、このような精神医学的断種論とは別に、精神障害者の断種をある程度まで視野に入れたと思われる疫学的調査も、同じく東京大学精神科を中心にはじめられた。その中心となったのは、一九三六年に三宅の後任として東大精神科教授となった内村祐之（一八九七―一九八〇年）である。すでに述べたように、日本における精神障害者の多くが「座敷牢」という私宅監置のもとに「隠されていた」ため、その疫学的把握は皮肉にもきわめて困難な状況にあった。そのため、広域的な調査（たとえば東京都全体など）ははじめから断念され、代わってごく狭小な地域に限定された調査が実施された。一九四〇年、八丈島で実施された内村・秋元ら東大精神科教室員による精神病遺伝調査がそれである。ついで同年、三宅島で、翌一九四一年には長野県小諸市で同様の調査が行われている。

ちなみに、内村は明治のキリスト者として著名な内村鑑三の実子で、一九二八年に開設したばかりの北海道大学精神医学教室の初代教授に就いたが、すでに一九三一年には、日高地方でアイヌの精神医学的調査を実施している。この調査は、一九三二年に日本民族衛生学会がアイヌ民族に対する定期的な疾病調査事業を開始したことに先駆けており、「イム」とよばれる精神錯乱現象を「アイヌ族なる比較的低級未開なる原始的社会集団における心因反応」（一九三八年）と規定したことで知られる。内村はまた、次に述べる「国民優生法」の制定に対して高い評価と賛意を表明している。同法制定の一九四〇（昭和十五）年の「帝国大学新聞」に内村が寄せた文章に、そのことが具体的に述べられている。

「……甚だ喜ばしいことは、今回公布された法律の内容が、かなり親切に細かい点にまで注意を払っていることである。……遺伝素質所有者として、子孫に悪質の出現する虞れの大なる時に断種を許容していることも、遺伝学や臨床経験を尊重したもので、他国の法律に未だ類を見ない新味である。……優生審査会を地方及び中央に組織して、手術決定に慎重を期しているのは、当然ながら好感が持てる。……このように行き届いた法律の内容であるから、何人といえどもこの法文に全面的反対をなすものはあるまい。全体として確かにわが国厚生政策の一大進歩であるに相違ない。……」（内村祐之『精神医学者の滴想』中公文庫、一九八四年に再録）

いずれにしても、国民優生法制定と相前後して、わが国でも精神疾患の疫学的調査が遅まきながら開始されていたことは指摘しておくべきだろう。

二、国民優生法

一九四〇年、ナチ断種法（一九三三年）をモデルとした国民優生法が日本においても制定され、精神障害者に対する断種処置も強制的に実施されることになる。

しかしながら、この法律のもとで実際に断種されたものの数は、同法施行後の一九四一年から一九四七年の改正・廃止までの期間を通じて、わずか五三八名にとどまっている。この数字は、ナチ断種法（一九三三―四五年）のもとで実際に断種された約三〇万人以上に比較すれば非常に小さい。もちろん、法律の実施されていた期間も、ドイツの方が日本の二倍以上に相当しているが、ドイツでも一九三九年九月のポーランド侵攻と同時に、断種処置そのものには実際にストップがかけられているので、それ以前と以後とでは断種の件数にも大きな開きが認められる。この断種中止命令は、戦争の開始に伴うヒトラー自身の指示にもとづいて出された。その理由についてはさまざまのことが語られている。しかし、その最大の理由は、ほぼ時期を同じくして開始された障害者の「安楽死」作戦（いわゆるT４作戦）にあるといわれる。すなわち、障害者の断種に代わって「安楽死」が前面に押し出されてきたためである。この「安楽死」作戦の詳細については、ここで立ち入るだけの紙幅はない（拙著『ナチスもう一つの大罪』人文書院、一九九五年を参照していただければ幸いである）が、精神障害者をはじめとする計二〇万人程度が大量に抹殺されたことは記憶にとどめられるべきであろう。おもな殺害の方法は、COガス、薬物、意図的な食糧制限などによった。それゆえ、一九三九年以降の断種件数は大幅に落ち込むことになる。

これに加えて、戦争にともなう軍医の急速な需要から、国内の医師が大量に動員されていったことも断種件数の急減につながった要因の一つとなったであろう。

おそらく、日本の国民優生法下における断種件数の低さにも、このドイツの例と似たような事情が関与していたと考える。すなわち、国民優生法の施行された一九四一年の暮れには、すでに太平洋戦争が開始され、日本においても、さらに大量の軍医が前線へと派遣されていった。ドイツでは、戦争開始の六年もまえに法律が施行されたが、日本における国民優生法の施行は戦争の開始とほぼ重なっているばかりか、すでに中国大陸においては一九三七年以来戦闘が続けられていた時期にあたる。もちろん、当時の日本はなお結核をはじめとする感染症が死因の上位を独占しており、遺伝病などが優生思想の立場から大規模な断種の対象とされるだけの重要性すら意識されなかったという前提はある。しかし、そのような疾病構造がなお保たれていた戦後早期に制定される優生保護法のもとでは、断種の件数は飛躍的に増大することになる。

国民優生法のもとでの断種件数の低さについては、当時の精神科医師たちに消極さがあったため、とする説（藤野豊『日本ファシズムと優生思想』かもがわ出版、一九九八年）もあるが、それが事実であったのか、あるいは事実であったとして、そうした理由から断種が行われなかったのか、という点には疑問が残る。むしろ、上述のように、法の施行が戦時と直接重なっていたこと、疫学調査が十分に行われる以前であったこと、軍医の大規模な動員によって国内では相当深刻な医師不足状態が現出していたこと、などの理由を見逃してはならないであろう。ちなみに、一九三九年には、すでに「臨時医専増設令」が出されて、より短期で医師を速成するための「臨時医専」が急造される（一九四五年の敗戦時までに一八校が新設された）。

さらに、もう一つの重要な事実を付け加えるなら、国民優生法の断種対象にはハンセン病患者が含まれていなかったことである。こちらは、明治四〇年制定の癩予防法にもとづいて隔離政策がとられ、とくに昭和以降、国内および植民地の各癩療養所において断種が実施されていたことを見落としてはならない。

また、日本においてはナチ「安楽死」作戦に相当する精神障害者の大量殺害はなかったとされているが、少なくとも戦時下の精神病院においては、入院患者が食糧制限によって大量に餓死していたという事実はあった（拙著・前掲書参照）。おそらく、日本の精神医療史においてもっとも問題とされるべきは、他のさまざまの処遇問題よりも、この事実そのものであろうと思われる。今日なお未解明の点の多い、こうしたファシズム期の精神病院における患者大量餓死が、今後の歴史研究のなかで究明されることを期待したい。

三、優生保護法

一九四五年の敗戦にともなって、日本はアメリカの軍政下におかれたが、そのもとでナチ断種法を模した国民優生法は優生保護法へと改正される。

その背景には、何といっても敗戦後の夥しい数の復員兵士と難民の増加などによって、住宅難・生活難が一気に社会問題化して人口の抑制が緊急の経済課題となったことがあろう。一九四七年、日本医師会は戦前の人口増加とは逆に、人口抑制を目的とする委員会を開き、同年の国会には社会党議員らによって国民優生法改正案が上程されることになる。

翌四八年には、この案を修正するかたちで優生保護法が成立し、施行されることになった。この法律と国民優生法との異同に関する詳細は省くが、大きな相違点は、「任意」という建て前のもとで断種の対象にハンセン病患者が含められたこと、「母体保護」を前提とすることで断種の対象が大きく拡大されたこと、人工妊娠中絶の条件に「経済的理由」が加えられたこと（一九四九年改正法）、などであろう。しかしながら、国民優生法（したがってナチ断種法）の理念であった「民族の逆淘汰の防止」は、優生保護法においても基本的に生き続けた点は強調しておかなければならない。

おわりに

以上が、現時点で筆者の描ける範囲での「日本の精神医療と優生思想」の簡単なアウトラインである。しかし、このテーマに関する歴史の再評価は、いまなお手付かずのままといってよい状況にあり、その意味で、本論は日本の精神医学史がこれまでに触れてこなかった問題の一部を叙述したものに相当すると思う。ただし、その内容に関しては、なお今後の補足・修正が必要になってくるだろう。本論は、あくまでもその最初の試みであって、将来の歴史研究の進展によって、さらに詳細で、より正確な記述が生まれなければならない。

そうはいっても、東京大学精神医学教室が日本の精神医療における優生思想・政策に深く関わっていたことは、あらためて強調されるべきであろう。とりわけ、三宅・吉益・内村らの著名な精神医学者たちと優生思想との関係については、彼らの学問的業績も含めて、いずれ再検討されなければならないだろう。また、ナチ・ドイツにおける精神障害者の処遇のみならず、同じファシズム期の日本におけるそれが、今後さらに研究されるべきである。

以上のことを強調して稿を終えたい。

なお、本書の他の章などとの兼ね合いから、脚注および専門的文献の引用記述は省かせていただいたが、その責はすべて筆者にある。かたくるしい学術論文と受けとめられずにすめば幸いである。

注　吉益と内村の両名は、戦後のアメリカ軍占領下でおきた「帝銀事件」（一九四八年）の犯人とされた平沢貞通の精神鑑定人を務めた。平沢に責任能力ありとしたこの鑑定内容については、のちに批判が出されるが、内村自身は、自らを「死刑廃止論者」であると語っている。

（おまた・わいちろう………医学博士、上野メンタル・クリニック院長）

四　優生手術の身体的・精神的影響

堀口雅子

優生手術から不妊手術へ

一　定義と目的

優生保護法によると、優生手術は「生殖腺を除去することなしに、生殖を不能にする手術で命令をもって定めるものをいう」と定義されている。この法律は平成八（一九九六）年に改定され母体保護法になったが、新法での不妊手術も同じく「生殖腺を除去することなしに、生殖機能を不能にする手術で厚生省（現、厚生労働省）令をもって定めるものをいう」と定義されている。名称は異なるが、優生手術・不妊手術の内容および手技はまったく同じである。

但し、その目的は旧法の「優生上の見地から不良な子孫の出生を防止すると共に、母体の生命健康を保護すること」から、新法では優生の項目を除去した「母体の生命健康を保護すること」へと大きく変わっている。

二　優生手術の適応

①医師の認定によるものと、②医師の申請によるものとある。

①優生保護法第三条一～五号に該当する者に対し、本人の同意、ならびに配偶者があるときはその同意を得て行うことができる。但し、未成年者、精神病者または精神薄弱者についてはこの限りではない〔一～三号は優生及び遺伝的条件（二四七頁）、四・五号は母体の健康に関するもの〕。

②医師が診断の結果、別表〔第四条、第十二条関係（二四八、二五二頁）〕に掲げる疾患にかかっていることを確認したとき、その者に対し、その疾患の遺伝を予防するためにこの手術を行うことが公益上必要と認めるとき、都道府県優生保護審査会に、ことの適否に関する申請をし、適当の決定のとき行われる。適当の決定の下に手術が施行された場合の費用は国庫負担となっている。

優生手術・不妊手術

男女いずれに対しても行いうる。人工妊娠中絶を行いうるのは指定医師(注1)のみであるが優生手術・不妊手術は医師であればよい。

一　からだのしくみ（図1、2）

女性の骨盤内にはレモン大の子宮があり骨盤壁から靭帯でぶら下がっている。下方はトイレットペーパーの芯を前後に押しつぶしたような筒形の膣に乗った形で、外界とつながっている。子宮は筋肉の壁でできた袋状のもので、内腔は左右の卵管に通じている。子宮内腔は粘膜で覆われ、ホルモンの働

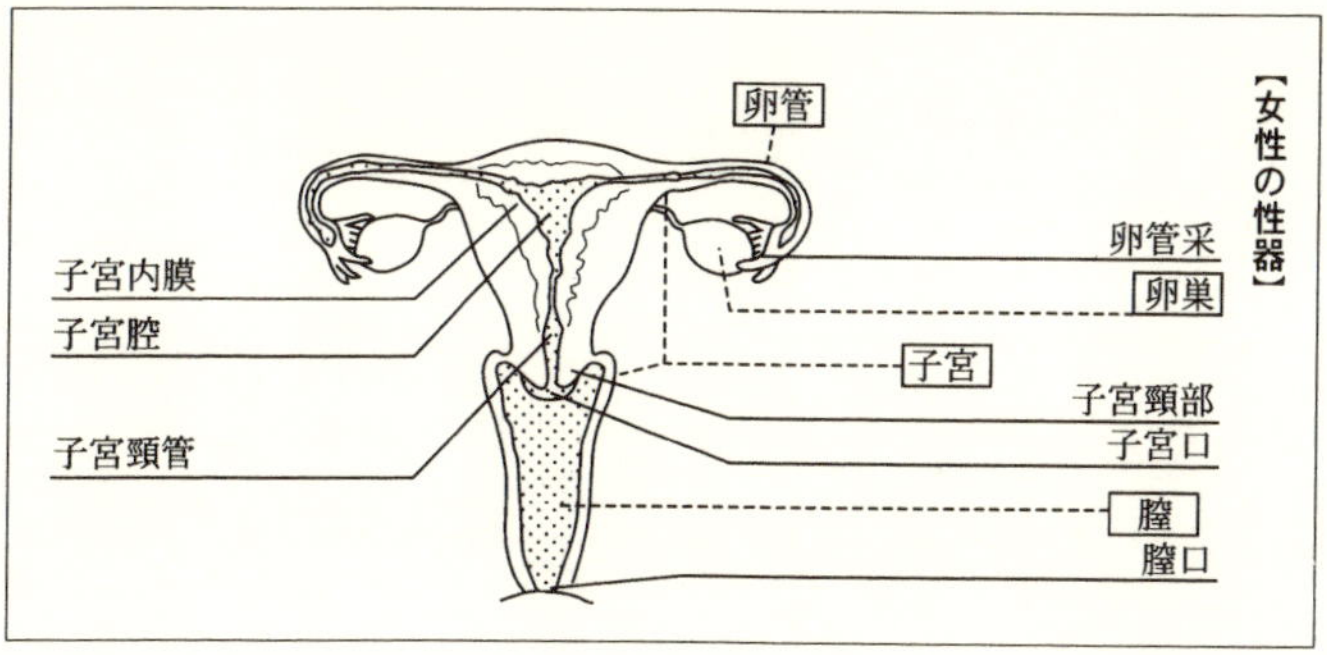

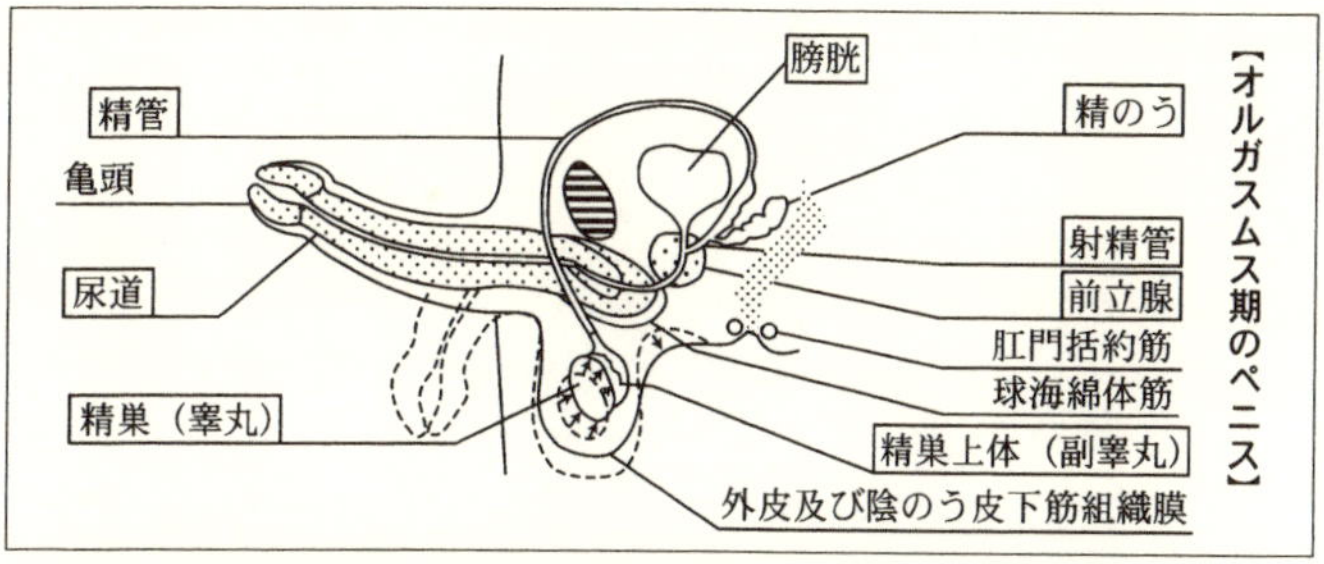

出典　『避妊の教科書』（堀口貞夫・堀口雅子著、自由企画・出版、1994年）

きにより厚くなり妊娠に備えるが、妊娠しないとはがれる。厚い粘膜、分泌物（粘液）とはがれた時の血液の混ざりが月経血として排出される。これが周期的に起こる月経である。

卵管は子宮の上部から左右に伸びた鉛筆ぐらいの太さ、一〇センチくらいの長さのもので、内腔は狭く鉛筆の芯くらい。その末端、卵管采はひらひら動いて卵巣に近づき、腹腔に排卵された卵子をキャッチする。卵管の動き（腸管のような動き）と、内腔を覆う繊毛の働きで、受精卵を子宮に送る。

卵巣は左右一対、うずらの卵くらいの大きさで骨盤の壁から靭帯でぶら下がり、腹膜に覆われ子宮に隣接する。思春期から更年期まで卵子の成熟、排卵とホルモン分泌が定期的に行われる。

男性の場合はうずらの卵大の精巣（睾丸）が左右の陰嚢内に一対あり、精巣上体（副睾丸）につながっている。精巣上体に続く精管は約三五〜四五センチ、鼠径部を通り腹腔内に入り、膀胱下部の尿道に開口（射精管）、その合流地点に精嚢と前立腺が開口している。精巣内では精子の製造とホルモンの分泌が行われる。精子は精巣上体から精管・尿道を介し体外へ放出される（射精）。女性と異なり精巣の働きは骨盤外の低温なところで営まれる。

二　妊娠・避妊のしくみ

妊娠成立のためには、①精巣（睾丸）でつくられた精子は精巣上体（副睾丸）に蓄えられ成熟した後、性的刺激により精管を介し尿道へ送られる。その間に精嚢・前立腺からの分泌液が混ざり活性化した精子を含む精液となる。勃起したペニスが膣内に挿入され精液が放出される（射精）。子宮の入口（子宮頸管・子宮口）は、いつもは固まりかけたのり（アラビアゴム）のような粘液で塞がれているが、排卵が近づくと女性ホルモンの働きでトローッと緩んでいるので、精液中の精子はどんどん頸管・子宮腔から卵管へと進んでいく。②卵巣の中で成熟した卵子が腹腔内に放出（排卵）され、それを卵管の先の卵管采が卵管内に取り込む。③膣・子宮腔を上昇してきた精子と卵子が卵管で出会い、合体（受精）する。受精卵は分裂しながら子宮腔に送られ子宮粘膜へ着床し妊娠が成立する。

妊娠を避けるためには、①精子が放出されても膣内に入らないように、性交の度にペニスにコンドームをかぶせる。②卵子が放出されないように、脳の中枢を介し卵巣の働きを一時休ませる（排卵抑制）。そのために、月経開始第一日から経口避妊薬（ピル）を毎日きちんと飲む。③受精卵の着床を妨げ

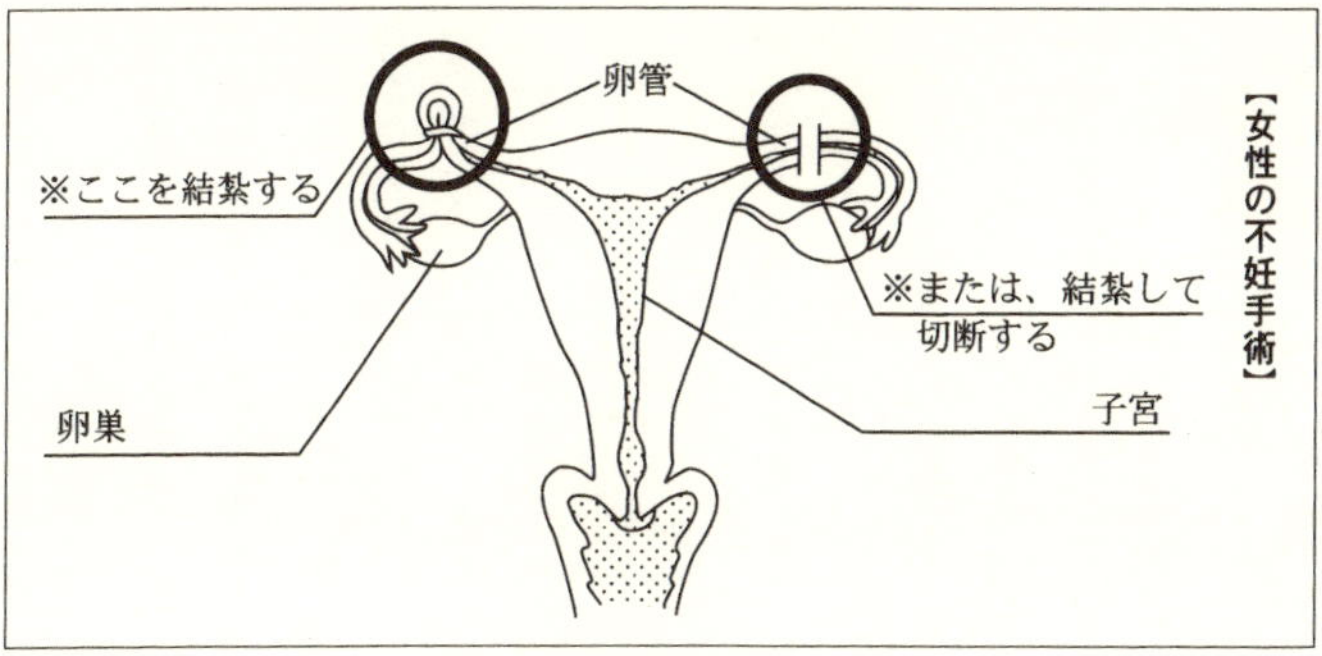

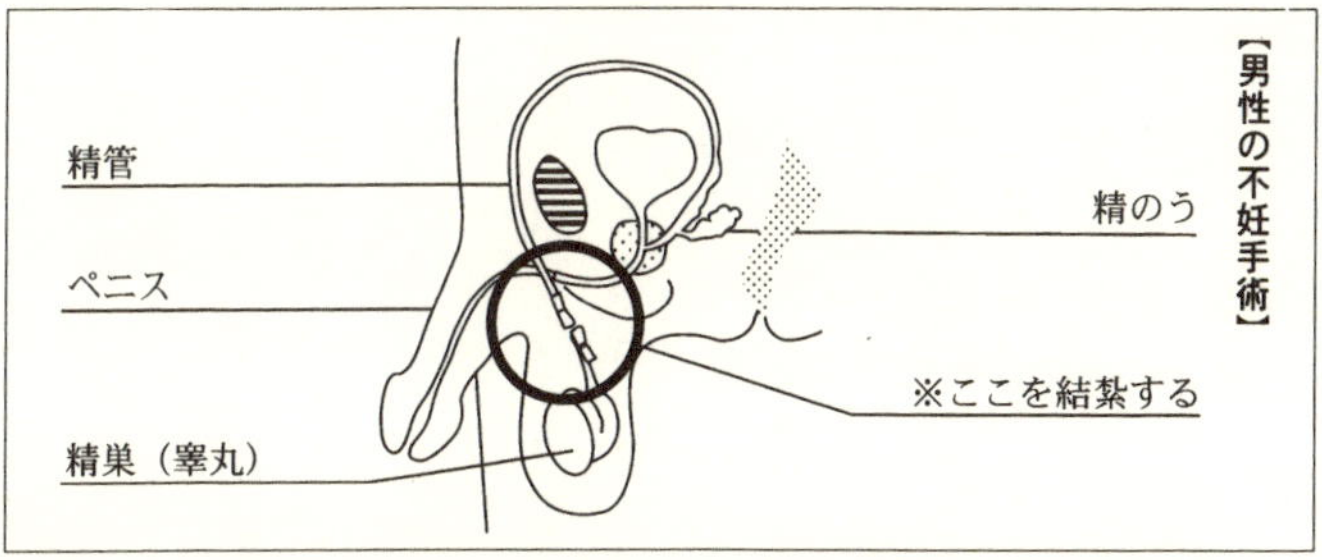

るため、子宮内避妊具（ＩＵＤ）を子宮腔内に入れたままにしておく。引続き避妊希望なら（約二年間で）新しいものと入れ替える。④卵管を縛り精子と卵子の合体（受精）を妨げる（図3）。⑤精管を縛り精液内に精子の放出を妨げる（図4）。①〜③は将来妊娠を希望する場合に用いるがその際の妊娠・出産に悪影響を残さない。④、⑤は永久の避妊効果を示す。

　いろいろあるが利用者の条件、経済的負担、それぞれ一長一短あり、効果を一年間の妊娠率で示すと、表（一六一頁）に見られるように、卵管・精管結紮はかなり確実な方法である。他の方法に比し、ホルモンの影響もなく、体内に異物を挿入するわけでもなく、身体的な後遺症は少ない。永久避妊方法であり、もとに戻すのは難しいという点を除けば、もう子どもを欲しない人などには適切な方法である。

三　優生・不妊手術の術式

男性の場合、精管結紮（パイプカットともいう）は精管が陰嚢根部の皮膚切開創から容易に到達できる浅い所にあるため、外来で局所麻酔下に一五分くらいで実施でき、傷は一センチ程度、出血量も僅かである。術後数回の射精により途中に残っていた精子が消失するのを確認する必要がある。心理的・身体的・時間的・経済的負担は女性に比し少ないのではなかろうか。

女性の場合、腰椎麻酔の下、腹壁を切開し腹腔内に入り卵管を縛るか、出産経験のある場合は腟から粘膜を切開し腹腔内に入り卵管を縛る。後者のほうが負担は少ないが、何れにしても入院、食事を少し止めるなど男性に比し、女性の方が日数（二〜三日の入院、約一週間の安静）、費用等、心理的・身体的・経済的負担は遥かに大きい。現在は、腹腔鏡を用い、より小さい傷痕で負担の少ない術式も行われている。

要は、生殖腺即ち卵巣や精巣（睾丸）を除去せず、卵管や精管を結紮、あるいは切断・結紮することにより、①腟や子宮を通り上昇してきた精子と、卵子の卵管内での結合（受精）を妨げる。あるいは②精巣で作られた精子を精管から体外へ放出することを妨げる永久避妊方法である。

なお、改定後の母体保護法施行規則、第一条によると、手術の方法は次のように規定されている（不妊手術の術式）

①精管切除結紮法（精管を陰嚢根部で一センチメートル以上を切除し、各断端を焼しゃく結紮するものをい

う）
②精管断端変異法（精管を陰嚢根部で精索から剥離して切断し、各断短を結紮してから変位固定する）
③卵管圧挫結紮法（卵管の中央を引き上げ、卵管を垂直または鋭角に屈曲させ、その両脚を圧挫鉗子で圧挫、結紮する）
④卵管角楔状切除術（卵管を結紮して切断し、卵管間質部を楔状に切除し残存の卵管断端結紮部をしょう膜で覆い縫合する）
……………

ここまでは、優生手術と母体保護法は共通であるが、後者には次の項が追加されている。

⑤卵管切断法（卵管を結紮し、切断する）
⑥卵管切除法（卵管及び卵管間膜を結紮し、卵管の一部又は全部を除去するもの）
⑦卵管焼しゃく法（卵管を電気メス、レザーメス、薬剤等で焼しゃくし、閉塞させる）
⑧卵管変位法（卵管を骨盤腹膜外に移動させ、固定する）」
⑨卵管閉塞法（卵管又は卵管内腔を器具、薬剤等により閉塞させる）

優生・不妊手術の体と心に及ぼす影響

一　からだのしくみ（機能）

卵巣は本来、卵子を成熟させ・腹腔内に放出（排卵）するとともに、女性ホルモンと微量の男性ホルモンを分泌し、成人女性の健康に関わる臓器である。

精巣も、精子をつくり精液として精管・尿管を介し体外へ放出（射精）するが、また、男性ホルモンと微量の女性ホルモンを分泌し男性の健康を維持している。

唾液や汗・乳汁が、唾液腺や汗腺・乳腺の細胞でつくられた後、管を介し口腔や体表に排出される（外分泌）のと異なり、卵巣や精巣の細胞でつくられた男性ホルモン・女性ホルモンは、直接血液中に排出（内分泌）されるから、いくら不妊手術で卵管・精管を縛ってもホルモンの流れを妨げることはない。従って、ホルモンの分泌が少なくなったり、卵巣や精巣の働きが阻害されることはない。また、精巣でつくられる精子は手術を受けないときでも三〜四日周期で分解吸収されているから、排出を妨げられてもたまって困るなどの障害はない。

二　心とからだ

一般に言われている、縛ったから男が男らしくなくなった。性欲が衰えた。勃起不能（男性）。女が女でなくなった。疲れやすい、更年期みたいな症状で辛い。

これらの話は身体面のみからは考え難い。何故なら、前述のごとくホルモンは精管や卵管を通じて体に運ばれるわけではないから、これらのホルモン欠落症状は生じない筈である。

妊娠できない、妊娠させられないという大きな損失は救いようもないが、術前・術後の日常生活に変わりなく、性行為も可能なはずである。成熟女性であれば、月経も今までどおり規則的に来る。男性も勃起・挿入・射精は可能である。尿道に開口している前立腺、あるいは尿道に近い精管に開口している精嚢からの分泌物は合流し、精子は存在しないが精液であり放出を妨げられることはない。

納得し、自分自身の意思で選び手術を受けたなら、妊娠の不安から解放され、女性はむしろ快適な日々を過ごせるはずだが、問題は納得できていないところにある。(2)

＊飯塚淳子さんの証言について

飯塚さんによると、何の告知もなく診療所で手術を受けさせられ、しかも日帰りであった。その後からだにいろいろな不具合が出て苦しんだとのこと。

一番考えられるのは卵管不妊手術であるが、通常腰椎麻酔下に行われることが多い。麻酔による副作用（頭痛など）、手術による異常（出血、腹痛など）その他を確認するため、通常は短期（最低一泊くらい）入院である。一九六三（昭和三十八）年当時、日帰り手術は行われていたのか？ 日帰りの場合は開腹手術よりも、全身への影響の少ない腟式手術が選択されると思うが、腟式の処置は対象が性体験や出産経験のない人の場合、技術を要する。優生手術のみを行っていた当時の診療所であれば、経験豊かな医師がいて、日帰り手術が行われていたかもしれない。現代の医療から考えると、当事者にとってあまり親切な行為とは思われない。（註・ひとづてに聞いた話では、局所麻酔で卵管結紮をしたところもあるらしい。どうしても緊急の場合、局所麻酔で帝王切開をすることもあるので、局所麻酔下の卵管結紮は不可能ではない。その際日帰りは可。しかし、本人の不安・痛みをどれくらい考慮しているのか？ もう一つ、腟から子宮内を辿り、子宮と卵管の境目を電気で焼く試みもあったと聞いている。それなら、静脈麻酔などで眠らせ、日帰りでできるかもしれない。）

術後の月経痛（生理痛）について・手術そのものはあまり月経血の量や排泄に影響しないはずだが、多少は腹腔内をいじるので、術後軽い癒着でも生じると月経のとき痛みを伴うことも否定はできない。しかし、手術は、卵管が見つけやすく扱いやすいものなので、腸管などをいじり回し癒着がひどくなるほどのものではない。

「年がら年中だるくて仕方がない」に関しては、卵巣をいじったとは思われないので、毎月の月経痛の耐え難さ、月経はいやだ、その他、心因性反応による症状も否定できない。また成熟期の女性の三～五人に一人は、子宮筋腫など月経痛の原因をもっているので、年齢的に手術以外の新しい原因を考える必要があるかも知れない。

＊ハンセン病患者さん（男性）への不妊手術がどのような条件の下に行われたか。

古川和子さんの聞き取り（第二部二章）によると、ハンセン病患者さんの場合、結婚の前提として、強制断種手術即ち男性不妊手術が結婚直前に有無を言わさず行われたこともある様子。その深い複雑な精神的問題はまた別として、実際に手術直後すぐもとの生活に戻れるか？

女性の不妊手術が入院、腰椎麻酔または全身麻酔下に開腹を要するのと異なり、男性不妊手術（vasectomy、精管結紮、精管結紮切除術、パイプカット）は、精管が皮下の浅い到達しやすいところにあるので、局所麻酔、外来手術ですむ。出血も少ない。全く痛くないわけではないが、日常生活にそれほど支障はない。個人差、程度の差はあれ、術後すぐ日常生活に戻ることは可能である。

＊平沢保治さん（第一部七章）によると、正規の医師でない無資格の看護助手が不妊手術をしたらしい、ということについて。

戦場で、資格のない人がかなりの医療行為を行っていたことは知られている。現在でも、非常に稀ではあるが危ない医療として、無資格者による医療が摘発されている。

男性の不妊手術は、難易度から言えば看護助手が医師の指導下、実行不可能ではないと思う。しかし、不妊手術は医師でなければ許されぬから明らかな違法医療行為である。

＊クリスティーネ・テラーさんの講演（第三部三章）で、ドイツにおいて四〇万人の強制不妊手術で千人以上が手術そのもののために死亡した、ことについて。

男性の不妊手術は、危険率の少ない部類に属す。局所麻酔、表在性手術であり、出血も少ないので生命に関する危険はほとんど考えられない。女性の場合に比べると危険は少ない。

これらは個人の心身の健康、医療施設の状態（人々の感染に対する抵抗力・医療側の衛生状況）などに影響される。当時がどのような地域的・経済的・社会的情勢にあったかによって死亡率も異なると思う。

「戦時中及び戦後しばらくの間、私たちは皮膚病などで辛い思いをしました。しかし、その後栄養状態が良くなったのか、衛生状態が良くなったのか、嘘のように悩みは減りました」――一九三三～一九四五年のドイツのこの方々の置かれた状況、またこの手術による失望感の与える精神的健康度も無関係ではないと思う。

三　その他の卵巣及び子宮に対する処置

優生保護法第六章「届出、禁止その他の項」第二十八条に、「何人もこの法律の規定による場合の外、故なく、生殖を不能にすることを目的にして手術又はレントゲン照射を行ってはならない」とあり、これに反した場合は罰則がある。ただ、子宮がんあるいは両側卵巣腫瘍等で両側卵巣を摘出した場合は、治療目的で行ったもので、避妊を目的としたものでないから罰せられない。

「生殖を不能にすることを目的としたもの」ではないが、障害をもつ人たちに月経をなくす目的で子宮摘出術や卵巣に放射線（レントゲンやコバルト）照射が行われていた事実がある。通常、月経不順・月経量過多には他の治療法（ホルモン服用など）もあるが、毎日の服薬は大変だから、より安易な方法をと選択されたのかもしれないが、優生手術とは異なる心身への影響は大きい。

四　子宮摘出術

優生手術とは目的も手技も異なるが、知的障害、あるいは身体的障害があるということで、特に病気がないのに子宮をとられた女性たちがいた。自分で月経の手当てのできないのは大変だろう、周囲で面倒を見る人が大変だ、あるいは妊娠など性的トラブルに巻き込まれぬように、という理由で。しかし、そのことが彼女らの心身に与えた影響ははかり知れない。適切な心身のケアも提供されていなかった。

子宮摘出術は通常、子宮頸がん・子宮体がん・子宮筋腫・子宮腺筋症その他の病気をもつ場合、救命のため、快適な生活を維持するために行われる(3)。

成熟女性の三～五人に一人は大なり小なり子宮筋腫をもっている。そのために筋腫だけ取り除く手術もあるが、子宮を全部とる単純子宮全摘出術があり、これは婦人科の中では一番多く行われ、それほど難しいものではなく、患者さんの身体的負担もそれほどではない。

月経量が多く、毎月の激しい月経痛に悩む人、貧血の原因になっている人。あるいは、大きくなった子宮が周囲を圧迫し、頻尿・下肢のむくみ・腰痛などの原因になる等、日常生活に支障がある時は手術の対象になる(4)。納得して手術を受けた人は子宮を取られたというより、苦痛からの解放感により、ほっとし満足している。この場合、子宮を失って寂しいとか女でなくなると思う人は少ない。

子宮をとれば月経はなくなる。しかし、卵巣を残してあれば、女性ホルモンは年齢相応の分泌を続けるから、更年期のような卵巣の機能の衰えによる症状は出ないはずである。しかし、無月経を卵巣機能の衰えと誤解し、全てのことを子宮摘出手術のせいだと体調不良を訴える人も中にはいる。

子宮は女の命、子宮がないと女ではないと思い込まされている人たち、妊娠・出産を子宮に体験させられなかったと悔やむ人たち、症状は強いが十分な説明を受けぬまま手術を受けた人たちは、子宮を取られた、大切なものを失ったという喪失感が大きい。

障害をもっているからと、一方的に、あるいは説明されても納得のいかぬまま手術を受けた場合、あるいは、月日がたつとともにことの重要性を知った場合、取られたという喪失感は障害のない人以上に大きいかもしれない。いくら安全で危険の少ない手術とはいえ、体の表面の傷と同じように、体内にも軽い腸管の癒着など何らかの変化、身体的トラブルはあって当然かもしれない。それを強く感じるかもしれない。身体的トラブルがなかったとしても、精神的な問題（喪失感等）は、時に重篤な身体的症状を引き起こす。

一般に、肉親の不幸・受験・失恋・就職・学校や職場のいじめ、人間関係など、ストレスが強いと、月経不順、無月経の生じることはよく知られている。更年期障害の背景に夫や子ども・老人介護など、心の問題が絡んでいることも知られている。

卵巣や精巣は思春期になったからと勝手に働き出したのではない。脳にあるホルモンの中枢が活性化し、性腺刺激ホルモンを分泌し末梢の卵巣や精巣を刺激した結果、女性ホルモンや男性ホルモンの分泌が始まったのである。これらの性ホルモンが脳の中枢と連携し合ってほどよい活動が営まれるのである。従って、ストレスが精神面の活動を抑えると、うつ状態や卵巣や精巣の機能低下を引き起すことは考えられる。その他心の問題が諸々の身体的症状を引き起こすことは現代社会でよく知られている。婦人科でも、現在、月経異常・摂食障害・更年期・手術後のトラブル等の治療に心理療法が重視されている。

＊施設職員の証言（第一部三章）で、本来重い副作用の出ないはずの手術（子宮摘出術）で、無視できない体調不良が出てきているということについて。

一九七一（昭和四十六）年というと、医療もかなり落ち着いて、精神面を大事にし始めた頃と思う。本来なら何も異常のない子宮を取ることはないはずだが、月経・妊娠などは本人の生活に支障があるということで、拡大解釈の下に施行された可能性はある。

手術に手間どれば、術後の腸管癒着など腹痛の原因になるかもしれないが、若い正常な子宮摘出は比較的容易で後遺症を訴えることは稀である。原則として卵巣を取ることはないので、月経はなくても女性ホルモンは正常に分泌されているはずである。

この方の後半の諸症状（精気のない、年齢よりふけた、うつ的な）は、手術による卵巣からの女性ホルモン分泌不足ではなく、生活面での意欲・活力の低下・精神面からくるホルモン分泌の減少かもしれない。あるいは、病気のために必要な精神安定剤を大量・長期に使っていると、その結果、卵巣機能が低下することも考えられ、一概に手術の結果とは言い切れない。

五　卵巣の放射線照射

卵巣は骨盤内で子宮の左右にある、うずらの卵くらいの大きさのものであるが、去勢量の放射線を浴びると、細胞は機能を失い、ホルモンの分泌も卵子成熟・排卵機能も衰えていく。乳がんの術後の治療として、女性ホルモンの供給を断つために手術で卵巣を摘出することがあるが、手術をしないで放射線で卵巣機能を廃絶することも治療のために行われている。しかし、放射線の全身への副作用もあり、かなり身体的負担は大きい。

卵巣に放射線照射をした場合は、子宮があっても卵巣からの女性ホルモンの分泌がないから、月経は来ない。一度この状態をきたしたら、卵巣の細胞は死滅しているので機能回復は望めない。また急激な卵巣機能の消失であるから、個人差はあるが卵巣欠落症状が激しくて当然であろう。

子宮摘出の場合は無月経という身体的な出来事のほか、心の問題が大きいと思われるが、卵巣照射の場合は心の問題よりもというか同時に、卵巣欠落症状という身体面の問題を和らげるためにまず、月経が再生しない程度のホルモン補充療法が必要であろう。

＊佐々木千津子さんの証言（第一部二章）について。

佐々木さんの場合、卵巣にコバルト照射された後、園に帰っててしんどかった、全身的な不調があったことについては、発生時期・持続期間をはっきり提示できないが、卵巣にコバルト照射をされたことによる全身的副作用（消化器症状・倦怠感その他）と思われる。卵巣へのコバルト照射は婦人科で子宮・卵巣のがん患者さんに治療目的で行われ、諸症状は出現するが、この治療でよくなるという希望があるから副作用も前向きに考えられる。しかし、何の説明もなく行われれば一時期の症状であっても、マイナス面が強く出るのは当然であろう。

その後、声が太くなり胸がぺちゃんこになったのは、照射による卵巣機能の急激な低下、ほぼ永久的な機能廃絶に基づく卵巣欠落症状の一つである。

妊娠に必要な卵子も成熟せず、同時に女性ホルモン分泌の低下・停止の結果、女性ホルモンの影響下にある声帯・乳腺における声の質の変化・乳腺の張りの消失をはじめ、皮下の弾力性繊維・脂肪・骨量減少その他、更年期に見られるのと同様の変化をきたす。

三五歳くらいから徐々に衰えていく自然の更年期は、体のほうで準備を整えているから、やがてその状態に馴染んでゆくが、いきなりその状態に放り込まれた若い世代は、個人差はあるがその状態に馴染んでゆくためにかなりの時間を要すると思うし、その辛さにどう対応したのであろう。

ホルモンの欠損による症状であるから、ホルモンを補充することは合理的であり、適正使用により快適な生活が営まれるが、まだ、この時代はホルモンに対する正しい知識が一般化されていなかったし、漢方薬も普及していなかった。さらに本来の更年期も、人として当然通りすぎる、耐え忍ぶものとされていた時代である。

女性の一生は男性に比べ、かなりホルモンの働きに影響される。思春期になると、脳の中枢と卵巣の活動が始まり自然の流れの中で卵巣の定年・老化を迎える。月経が不順になり、やがて永久になくなる閉経。更年期は閉経の前五年、後五年計一〇年くらいを言うが、人間は揺れ動いてもいつの間にかその変化に適応してゆく。

この方も、その欠落症状に馴染むまでが大変なのであって、症状としては、女性に自然に現れる更年期症状が不自然に急激に現れたが、やがてそれに体が適応していったということであろう。そうでなければ、今もなお、おかしな状態が続くはずである。
ひどいことが行われたと胸が痛みます。

人工妊娠中絶

妊娠を知ってから人工妊娠中絶を選択するまでの心の揺れ動きも大変なものである。自分の意志で選んでも、罪悪感と喪失感は大きく深い。周囲からの強制で行われた場合の思い（今生きていれば……等）、更に量り知れない。

手術の術式は妊娠早期と中期で異なるが、何れも次の妊娠に影響の少ないよう、注意して行われる。当然初期のほうが負担も危険も少ない。麻酔や手術の影響（呼吸障害・出血・子宮や周囲の腸管などの損傷）もありうる。しかし、多くは術後の注意を守っていれば何も障害を残すことなく経過する。次の妊娠ができなくなるなどの話をする人がいるが、避妊も考えずに同じ失敗を反復する人に対する警告であって、真実ではない。

ごく稀ではあるが、罪悪感からあるいは妊娠に対する恐怖から性行為ができなくなる人たち（男・女）もいる。その場合、心理療法が有効である。

終わりに

優生保護法の名の下に、多くの人々が手術を強要され、さまざまな量り知れぬ思いを引きずって生きている。

医療は進歩し、不可能であったことが可能になる喜びもある一方、過去の医療に対し現代の基準から許される範囲のものと、許されぬものとがある厳しい領域である。

子宮筋腫にしても以前は、成人男子の握りこぶし以上の大きさがあれば、無症状でも子宮摘出術の対象という基準であった。また、子宮筋腫で子宮摘出の際、将来の卵巣腫瘍を懸念し、一方あるいは両方の卵巣摘出を同時に行うという医療が、つい最近まで行われていた。

一方、子宮筋腫があっても日常生活に支障なければ摘出せず経過観察を選択できる時代である。体の中で無駄なものはない。その見地からすれば、現在、子宮を取っても卵巣を取った場合と異なり、はっきりした障害はないと言われているが、案外、再検討が必要かもしれない。

卵巣を摘出した場合、ホルモンを補えばいいとはいえ、自然に勝るものはない。閉経した後も、卵巣はしばらく少量のホルモンを出して体調を整える役を果たしている。悪性卵巣腫瘍の発生の心配と、活動している卵巣をとるマイナス面をＥＢＭ（証拠に基づいた医療）の見地から考えると、予防的卵巣摘出は果たして必要か。まだまだ、医療の進歩に伴う出来事に注目する必要がある。

生命・健康維持・快適な生活に必要と思われる医療が一方では幸せを、他方では不幸を招いている。その例が卵管結紮・精管結紮術であろう。

今や時代は変わり、完全な避妊を望む男女が、特に欧米では、他の不完全な避妊法では得られぬ安心感を得るために、自分自身の選択で不妊手術を受けている（表１・２）。また、避妊の失敗の許されぬ疾患（重篤な糖尿病・心臓病・腎臓病等）をもつ方たち、妊娠が健康を損なう可能性のある方たちにとってはむしろ救いになる手術である。

郵便はがき

お手数ですが
切手をお貼り
ください。

102-0072
東京都千代田区飯田橋3-2-5
㈱ 現代書館
「読者通信」係 行

ご購入ありがとうございました。この「読者通信」は
今後の刊行計画の参考とさせていただきたく存じます。

ご購入書店・Webサイト	書店	都道府県	市区町村
お名前《ふりがな》			
〒 ご住所			
TEL			
Eメールアドレス			
ご購読の新聞・雑誌等			特になし
よくご覧になるWebサイト			特になし

上記をすべてご記入いただいた読者の方に、毎月抽選で
5名の方に図書券500円分をプレゼントいたします。

お買い上げいただいた書籍のタイトル

本書のご感想及び、今後お読みになりたいテーマがありましたらお書きください。

本書をお買い上げになった動機（複数回答可）

1. 新聞・雑誌広告（　　　　　　　　）　2. 書評（　　　　　　）
3. 人に勧められて　4. ＳＮＳ　5. 小社ＨＰ　6. 小社ＤＭ
7. 実物を書店で見て　8. テーマに興味　9. 著者に興味
10. タイトルに興味　11. 資料として
12. その他（　　　　　　　　　　　　　　　　　　）

ご記入いただいたご感想は「読者のご意見」として、新聞等の広告媒体や小社Twitter 等に匿名でご紹介させていただく場合がございます。
※不可の場合のみ「いいえ」に○を付けてください。　　　　いいえ

小社書籍のご注文について（本を新たにご注文される場合のみ）

●下記の電話や FAX、小社 HP でご注文を承ります。なお、お近くの書店でも取り寄せることが可能です。

TEL：03-3221-1321　FAX：03-3262-5906
http://www.gendaishokan.co.jp/

ご協力ありがとうございました。

なお、ご記入いただいたデータは小社からのご案内やプレゼントをお送りする以外には絶対に使用いたしません。

表1　日本と各国の避妊法

避妊法	日本*1	米国*2	インドネシア*2	中国*2	韓国*2
コンドーム	**75.3**	17.0	1.8	3.9	10.2
ピル(ステロイド避妊)	1.3	**32.0**	66.1	5.5	6.1
IUD	4.9	3.0	27.7	**41.4**	10.5
女性不妊手術	5.0	**20.0**	3.5	**36.2**	**44.9**
男性不妊手術	1.2	14.0	0.6	11.5	12.7
その他	28.5	21.0	0.3	0.8	15.6

（太字は各国の特徴を示す）
*1：1992年、毎日新聞　*2：1992年、WHO

表2　日本と世界の避妊法

	日本*1	先進工業国*2	発展途上国*2	全世界*2
避妊実行率	57.9	50.5	62.4	53.0
コンドーム	73.9	24.2	5.7	10.2
ピル	1.0	22.9	14.5	14.5
IUD	4.7	8.7	24.3	20.6
オギノ式定期禁欲法	7.3	–	–	–
基準体温法	8.0	–	–	–
不妊手術（妻）	7.4	12.2	35.2	29.6
不妊手術（夫）	2.4	6.1	8.9	8.3
注射法	–	0.2	2.2	1.7
性交中絶法	6.5	–	–	–

*1：1990年、毎日新聞　*2：1990年、The Population Council

しかし、強制的不妊手術（優生手術）は、全く不合理な問題であるし、子宮摘出術も本人の意思を無視し、説明も納得もなくあるいは不十分な説得のもとに行われているので、いくら、月経が大変だから、他に方法はなかった、理論上身体的後遺症はそれほどではないと説得されても、納得できないであろう。喪失感・絶望感等はぬぐい難いと思う。

性というものが、単に子産みに限定されず、一生を通じて大切なコミュニケーションの一つであることを考えると、許されない、救い難い、二度と起こってはならない、闘わなければいけない出来事だが、その時、もし寄り添って伝えることができたら、心の不安を、体の不調を少しは軽減できたかもしれないと、口惜しい思いである。

これからの医療はインフォームド・コンセント[5]を大事にしたい。医療者側の反省も必要だが、医療を受ける側、それを支持する側も知識を獲得し、よりよい治療を双方で築きたいものである。

注

1 指定医とは、医師特に産婦人科医の中から人格・技能・施設等について厳重な都道府県医師会の審査を受けて指定されるもの。

2 但し、永久避妊法であるから、術後の事情で再び妊娠を希望するとしても、卵管も精管も再建手術は困難で成功率も低い。精管結紮の場合、第三者から精子の提供を受けるとか、精巣から精子を取り出し顕微鏡下で受精させる。あるいは卵管結紮の場合、自分たちの精子と卵子を体外受精後子宮腔内に戻すなど、近代の生殖医療・不妊治療に頼る必要がある。

3 現在は、性同一性障害の場合、性別再指定手術（性転換術）の一部として行われる。

4 医学の進歩した現在は、手術でなくホルモンの分泌を抑制する薬物による処置も行われている。

5 「ヘルス・ケアの提供者が単に患者の同意を求めるだけでなく、医療を行う側と患者との間で、医療の内容を明らかにした上で、十分な討議をするプロセスを通じて、十分な説明を受け理解した上で患者の同意を得るようにすること」と定義されている（一九八三年アメリカ大統領委員会生命倫理総括リポート）」。現在、精神科領域でも一九九一年十二月十二日の国連総会決議「精神障害者の保護および精神保健ケアの改善」の中でインフォームド・コンセントを適用すべき原則としている。

（ほりぐち・まさこ………虎の門病院産婦人科医師、性と健康を考える女性専門家の会会長）

第三部　日本だけじゃない——諸外国の動向

一　ドイツはどう向き合ってきたのか
――ナチスの強制不妊手術・安楽死計画被害者に対する戦後補償

市野川容孝

一九三〇年代から一九四五年までのナチス時代にドイツでは、優生学的な強制不妊手術と安楽死計画が実施され、これによって数多くの人が心身を傷つけられ、また殺されました。強制不妊手術の実施件数は三〇万を、また安楽死計画の犠牲者は一〇万人をそれぞれ下回ることはないと言われています。

この被害を受けた人びとは、戦後もずっと沈黙を強いられ、ドイツ社会もこの問題に向き合うことをタブーとしてきました。しかし、一九八〇年代になって、遅まきながらではありますが、この被害者の人びとに対して、国による公式の謝罪と補償が実現しました。

以下は、強制不妊手術・「安楽死」計画被害者に対する戦後補償の実現に尽力した二人のドイツの精神科医が、私たちの会に寄せてくれたメッセージです。

一人目は、クラウス・ドゥルナーさん。一九三三年生まれ。一九六八年の学生運動にコミットした後、精神科医として臨床につき、七〇年代にはドイツの精神医療改革を積極的に推進した人です。ドゥルナーさんは体調不良のため、残念ながら来日できませんでしたが、私たちの会が主催した集会「あれから三年――『優生保護法』は変わったけれど……」（一九九九年十月十六日、於・東京）に、手紙でメッセージを寄せてくれました。

二人目は、クリスティーネ・テラーさん。一九四七年生まれ。テラーさんは、ドゥルナーさんが八〇年代に院長を務めた、ギュータースローにあるヴェストファーレン州立精神病院に勤務するかたわら、ドゥルナーさんとともに、ナチスの強制不妊手術被害者を支援し、被害者に対する補償の実現に向けて活動されました。テラーさんは、はるばる来日して、右の私たちの集会で講演をしてくださいました。その講演を、そのまま転載します。

なお、ドゥルナーさんがナチズム期の強制不妊手術と安楽死計画について書いた論文「精神病院の日常とナチズム期の安楽死」が、雑誌『イマーゴ（*imago*）』（青土社、一九九六年九月号、一三四―一四四頁）に拙訳で、また、テラーさんが来日中に、本書にも寄稿してくださった小俣和一郎さん、それから野田正彰さんと行った鼎談「医学・精神医学と戦争責任――日本とドイツ」が雑誌『世界』（岩波書店、二〇〇〇年一月号、二五八―二六九頁）に、それぞれ掲載されています。

（いちのかわ・やすたか……東京大学大学院総合文化研究科助教授）

二　優生手術に対する謝罪を求める会、一九九九年十月十六日集会へのメッセージ

クラウス・ドゥルナー（市野川容孝・訳）

ドイツでは、ナチスの独裁時代に、強制措置を認めた法律によって、一九三四年から四五年のあいだに、約三五万人の人びとが強制不妊手術を受けさせられ、この手術そのものによって、何千人もの人びとが亡くなりました。手術を受けたほとんどすべての人びとが、その後も生涯にわたって、健康上の被害に苦しみました。その被害というのは、一つには身体的なものもありましたが、何よりも精神的な被害でした。というのも、被害者たちは、強制不妊手術によって、自分の将来を失い、また多くの場合、職を奪われたからです。被害者たちは、自分の身内や職場の同僚から「低価値者」として締め出され、恥辱と罪悪感に苦しめられ、そして戦後になっても、何の慰めもないまま、一人ぼっちの生活の中で憔悴してきたのです。当人ばかりでなく、その家族全体もまた被害者でした。なぜなら、家族に対しても、遺伝病の「低価値」な家系だ、社会の「お荷物」だとの烙印が押されたからです。多くの場合、そんな遺伝病などなかったのですが、しかし、本当に遺伝病があったかどうかに関わりなく、すべての人が苦しめられたのです。

ドイツでは、第二次世界大戦後も、強制不妊手術を認める新しい法律の制定を求める声さえありま

した。ナチスの断種法が痛ましい結果をもたらしたということで、新しい法律は結局、制定されなかったのですが、しかし、被害者たちは何の補償も受けることなく、長きにわたって、孤独な生活を送りました。

一九六八年の学生運動をきっかけに、人権と市民の権利についての意識が高まることで、強制不妊手術の被害者たちと連帯し、また被害者たちに対する責任を果たそうとの意識もまた、ようやく芽生えました。とはいえ、私自身が少数の同志とともに、ギュータースローの精神病院で、この問題について会議を開き、そこで、ナチスの迫害を受けたこの被害者たちの存在を公に認め、この被害者に対する補償を求める声明文を採択することができたのは一九八四年のことでした。私たちは、この声明文を、すべての政党、政府、教会（プロテスタント、カトリックの両方）、労働組合、企業、社会福祉諸団体、そして要人など、あらゆる方面に送り、そして、すべての人が私たちの声明文に賛同署名し、支援してくれました。この署名をもって、私たちは政府と議会に働きかけることができたのです。それればかりでなく、被害者たち自身が勇気を奮い起こして、「『安楽死』・強制不妊手術被害者連合」という団体を結成し、そして自分たちのために活動し始めたのです。こうした市民運動なしには、次のような前進もありえませんでした。ドイツ連邦議会が一九八八年に、一国（ドイツ連邦共和国）は、ナチス国家の法的後継者として、優生学的な強制断種法、ならびにその結果として生じた損害に対する責任を引き受ける、二議会ならびに国は、強制不妊手術を受けた人びとを、ナチスの法律によって被害を受けた人として認定する、三強制不妊手術を受けた人びとは、自らに対してなされた不正、ならびに健康上の損害に対する補償を受ける、との決議を採択したのです。この議会の決定は、即座に実行に移されたので、結局、頓挫しましたが、私たちは当初、基金を設立して、そこに国ばかりでなく、諸団体、そして諸市民が、自らが自覚する社会的責任に応じて、お金を寄付できるようにしようと思っていました。

強制不妊手術を受けた人びとの苦しみに目を向けようという集会が、今、日本でも開かれることに、私は心からエールを送るとともに、私の体調ゆえに、この集会に参加できないことを大変、残念に思っています。皆さんのこの集会は、ドイツで私たちが一九八四年に開いた会議に匹敵するものでしょう。私のこれまでの経験をふまえれば、皆さんの集会もまた声明文を採択し、すべての重要な政党、諸団体、諸市民から、それへの賛同署名を集めるのがよいと思います。そうすることで、日本政府が、かつての優生保護法に対する自らの責任を引き受け、被害者の人たちに対して補償を行うよう働きかけていく政治的な力が培われると思うのです。また、皆さんの集会で基金を立ち上げ、そこに、被害者の人たちと連帯し、その力になろうと思っている、すべての団体、すべての市民が、被害者への補償に役立つお金を寄付できるようにし、この基金をバネに、国に然るべき対応を強く促すことも必要かもしれません。私がこう申し上げる理由は、すでに被害者の人たちは、あまりに長く待たされ続けてきたからであり、彼ら、彼女らをもう待たせるわけにはいかないからであり、差別されたまま死なせるわけにはいかないからなのです。

一九九九年六月二十五日

クラウス・ドゥルナー（Klaus Dörner）

三　ドイツにおける強制不妊手術・「安楽死」被害者に対する補償

クリスティーネ・テラー（市野川容孝・訳）

親愛なる皆さん

全く思いがけないことでしたが、日本で開かれる皆さんの集会に、ご招待いただきましたことを大変、光栄に思いますと同時に、まず皆さんに心より感謝いたします。

まず始めに、ドイツで一九三三年から一九四五年のあいだに不妊手術を受けさせられた人びとの状況について、簡単にお話ししたいと思います。

その予備知識として、いくつか歴史的なことをお話ししておく必要があるでしょう。「遺伝病子孫予防法」は一九三四年一月一日に施行され、その結果として約四〇万人の人が強制的な不妊手術を受けることになりました。その際、千人以上の方が、手術そのもののために亡くなっています。そういう意味でも、今日、多くの歴史家たちは、強制的な不妊手術を、「安楽死」と呼ばれた、精神病者や障害者に対する殺害計画の先駆けと見なしています。ナチス・ドイツによって開始されたこの犯罪には、長い前史があります。

十九世紀末以降、優生学というものが、日増しに学者や研究者のあいだで、重要なものと見なされるようになります。

そして、ドイツでは、優生学は、すでにナチス時代以前に、大きく分けて二つの役割を期待されていました。一つは、遺伝性の、いや正確には遺伝性とされた諸々の病気の予防です。しかし、何が遺伝病なのかということを科学的に確定するという作業は、次第、次第におろそかにされ、大した根拠もなしに「遺伝」のレッテルが貼られるようになります。「遺伝病子孫予防法」にあげられた疾患のうち、本当に遺伝によると言えるものは、ハンチントン舞踏病しかありません。この法律にあげられたその他の疾患、例えば「精神分裂病」、「躁鬱病」、「重度のアルコール中毒」、「重度の奇型」、「先天性の精神薄弱」といったものは、医学的根拠も十分ないまま、遺伝によるとされたのです。

優生学のもう一つの役割は、「人種衛生学」という形で表現されました。人々は、ドイツ民族――後には「アーリア人種」と呼ばれましたが――の資質が、逆淘汰によって危うくされていると考えました。つまり、いわゆる「低価値者」――それは実際には貧しく、様々な社会的抑圧を受けていた人々なのですが――が、より多く子どもを産んでいる一方で、「エリート」層の子どもの数は減少している、そういうふうに当時の人々は考えたのです。人種衛生学者たちは、こうした逆淘汰によって、「ドイツ民族体」が変質（退化）の危機に瀕していると主張しました。不妊手術の目的は、遺伝病をもった子孫の数を減らすことばかりではなく、「ドイツ民族体の向上」にもあったのです。断種法を徹底的な形で施行し、わずか一二年の間に、世界で最多の四〇万人という被害者を生み出すようなことが、倫理的にも正しいとされた背景には、こうした空論がありました。大した根拠もない遺伝衛生学の方策は、そのターゲットにされた人々に対する差別や迫害をもたらしました。精神病者や障害者は、健康な人々に様々な負担をかける社会の「お荷物」という汚名をきせられました。そして、まさにその延長線上で、（世界恐慌後の）一九三〇年代には、精神病者や障害者のケアに割り当てられる財政が大幅に削られ、また第二次大戦が始まると、そうした人々に対する大量殺害が開始される、という事態が引き起こされたのです。この殺害計画の犠牲者は約二〇万人にものぼります。ナチスという国家は、病気や障害をもった市民を計画的に殺害させた世界史上で唯一の国家なのです。

さて、話を第二次大戦後のことに移しましょう。私が、ここで主に述べるのは、旧西ドイツ（ドイツ連邦共和国）についてです。ただ、簡単に申し添えておきますと、旧東ドイツにおいても、ナチズム期の精神医学によって迫害された人々は、戦後補償の対象にはなりませんでした。

旧西ドイツ（ドイツ連邦共和国）が、国家としての主権を取り戻すためには、一つの条件が課せられていました。それは、旧西ドイツ政府が、戦前のドイツ帝国（すなわちワイマール共和国）の後継者として、ナチスの犠牲者に対して、きちんとした賠償を行うということです。そのために、すべての州で戦後補償を担当する役所が設立され、一九五六年には「連邦補償法」という法律が公布されました。この法律によれば、人種、政治的信条、宗教、あるいは世界観といったことを理由に（ナチスによって）迫害された人びとは、一定の条件を満たせば、補償金をもらえることになっています。この法律に関して協議がなされた際に、ナチズム期の精神医学によって迫害された人々も同じように補償を受けられるのかどうか、という質問が専門家に対してなされました。このときの専門家というのは、ナチズム期にすでに活躍していた精神科医や、自分たちの施設で断種法を（政府から）言われたとおりに施行していた（プロテスタント、カトリックの両）教会でした。精神科医たちは、「遺伝病子孫予防法」は純粋な医療政策であって、ここには（ユダヤ人の迫害や虐殺といった）ナチスに固有の不正は見当たらない、と説明しました。また（両）教会は、被害者の傷を再び開くようなことはしないほうがいい、と言いました。その結果、ナチズム期の精神医学によって迫害された人々は、この「連邦補償法」の対象外となったのです。しかし、実際には、彼ら、彼女らは迫害されていたのです。なぜなら、彼ら、彼女らは、人種差別的な見地から「民族の恥辱」と見なされていたからです。

その後、長年にわたって、ナチスの犯罪のこの部分は全く抑圧されます。この問題については、議論されることも、話題になることも、また調査されることも全くありませんでした。

一九八〇年になってやっと、一部の国会議員たちの働きかけで、補償問題をめぐって、不十分でしたが、ある前進が見られました。強制的な不妊手術を受けたということを証明できる人々に対して、一回きりの補償金五、〇〇〇マルク（約三五万円）の支給が認められたのです。この補償金は、「一般戦争帰結法」の財源から出されたもので、「連邦補償法」にもとづく補償ではありませんでした。つまり、旧西ドイツ（連邦共和国）は「（補償の）法的義務」を認めず、この（強制的不妊手術その他の）犯罪に対する国家による謝罪もありませんでした。そういう意味で補償としては、まだまだ不十分なものでしたが、ここで大きな前進が見られたことは確かです。これによって初めて、被害者たちは、国側も、彼ら、彼女らに対する不妊手術がそれほど正当なものではなかったと考え始めている、と感じ取ることができました。被害者の多くは、貧しい生活をしていたので、五、〇〇〇マルクの補償金は、決して取るに足らないものではありませんでしたし、とりわけ、この補償金が慰謝料と同様、生活保護などとは全く異なる趣旨のお金だったということは彼ら、彼女らにとって重要でした。もちろん、強制不妊手術を受けたことを証明するのが難しいケースも多くありましたが、敗戦直後のときと全く違って、今や、補償金の支給を担当する役所の人たちが、被害者を支援したり、アドバイスしたり、勇気づけたりするようになりました。また、この問題について、公の場で議論がなされるようにもなりました。強制不妊手術や「安楽死計画」の被害者は、他の被害者たちと同じように、これまで全く忘れ去られ、虐げられてきた犠牲者として認識されるようになったのです。今日の集会にメッセージを寄せているクラウス・ドゥルナーさんが、一九八四年にドイツ連邦議会に提出した請願書によって、強制不妊手術ならびに「安楽死計画」の被害者は、ナチスの犠牲者として正式に認められることになったのです。さらに彼は様々な公的機関の代表者たちと広範に書簡を交わしました。こうした努力の結果、歴史上初めてドイツの国家元首が、つまり当時のリヒャルト・ヴァイツゼッカー大統領が、ナチス時代に迫害を受けた精神病患者の実状を把握するために、国立の精神病院を視察することになったのです。またドイツ連邦議会の内部委員会で、これらの被害者グループの聞き取りが行われました。通常の専門家たち（たいていは精神科医）の他に被害当事者が自分たちの意見を述べたのです。ちょうど、その頃、被害者たちは「『安楽死』・強制不妊手術被害者連合会」という当事者団体を結成し、公の場で自分たちの権利を主張するようになっていました。ドイツ連邦議会における公聴会は、こうした運動の頂点をなすものでした。精神病を理由に迫害された人々が日陰の生活から足を踏み出し、恥辱や不安を克服して、堂々と自分たちの要求を主張したのです。それ以前に、すでに「連合会」の代表クララ・ノヴァクさんは、テレビで自分たちの経験を話していました。それをきっかけに三〇〇人の被害者が彼女に連絡してきたのです。やがてドイツの多くの町で、被害者たちが定期的に集まりをもつようになりました。補償の支援や、自分たちが経験してきたことについての話し合いと並んで、共同のボランティア活動が組織されました。これは被害者やその家族が長年、被ってきた社会的な疎外から抜け出し、自分たちや家族に対する差別への沈黙を破る助けになりました。

しかしながら、幅広い全国規模の補償を求める努力は、まだ十分な成功にまで至らなかったので、被害者の中でも特に困窮している人々を支援するために、州単位で基金が設立されました。また全国規模の基金も計画されていました。こうした市民の側の良心的な活動が一つの圧力となったのでしょう、やがて、より広範な全国的な補償システムが確立されることになりました。また、同じ時期に、(強制不妊手術ないし安楽死計画の)後遺症に苦しみ、生活が困窮していることが証明されれば、一般戦争帰結法の基金から(五〇〇〇マルクの一回限りの補償金以外にも)毎月、年金が支給されるようにもなりました。残念ながら、ナチスの断種法を無効と宣言する決議を連邦議会にさせることは、手続き上の障害のため、できませんでした。議会の正式な謝罪は、なされないままだったのです。しかし、それでもリヒャルト・ヴァイツゼッカー大統領は、戦後四十年記念の演説で、精神病を理由に迫害された人々を犠牲者の中にはっきりと数えたのでした。議会もそれをナチスの犯罪であると認めたのです。

さて次に、私は、強制不妊手術の被害者や「安楽死」を生き延びた人々との出会いについてお話ししたいと思います。

私はある施設で、N氏と知り合いになりました。彼は小柄で疑い深い老人で、最初は自分の身の上を語るのを非常に恥ずかしいことと考えていて、補償を要求したり役所に関わったりすることに大きな不安を持っていました。彼は若い頃、精神鑑定のためにある精神病院に収容されました。彼の兄がすでに長年、精神分裂病でその病院に入院していたのです。当時の精神科医は、N氏も同じ病気であるという明確な兆候を見いだせなかったのですが、それでも彼は遺伝健康裁判所から不妊手術を命じられました。彼は手術を受けさせられ、退院させられました。その後、N氏は社会の片隅で、不遇で孤独な人生を送り、役所に対しては恐怖を抱き、不信感を募らせ、また周囲の人とも実りある関係を築くことが全くできませんでした。けれども、やがて補償を要求しようと決心し、そして実際に補償を受けるようになって、周囲の人たちに対し、それまでとは違う接し方ができるようになったのです。彼は補償金で自分の部屋を好みに合わせて模様替えし、きちんとした衣服を買い求めました。彼がそんなことをしたがっていたなんて、誰も予想もしていませんでした。N氏は以前より率直で人好きがするようになり、長年住所不定だった人が、上品な老紳士になったのでした。

Wさんは一九三〇年代から、精神病院で暮らしていました。彼女は当時「衝動的で精神薄弱」との理由で収容されたのです。私が知り合ったときも、彼女は、ときどき自分の行動を抑えることができませんでしたが、その行動の裏には、不安が押し隠されていました。彼女の病歴カルテには、大事な部分が読みにくい字で書かれていました。しかし、彼女が事実上ナチスの「優生学的」措置の対象者に入っていたように思えたので、不妊手術をされたのかどうか尋ねました。彼女は、他の人々が不妊手術の件で補償金をもらっていることを十分、知っていましたが、彼女は、それでも手術のことを否認しました。けれど、ある日、私は彼女の病歴カルテを判読し、不妊手術を受けたことを突きとめました。どうしてそれを言わなかったのかと聞くと、とても恥ずかしかったのだと答えたのです。彼女は自分がふしだらだったから不妊手術を受けさせられたに違いないと思いこんでいたのでした。彼女も補償によってそれなりに社会復帰し、以前よりはるかに満ち足りて落ち着いて穏やかになりました。

P姉妹を訪問したとき、二人は年配者用の住宅にいっしょに住んでいました。二人は一九三〇年代の終わりに「先天性精神薄弱」との診断のもと、強制不妊手術を受けさせられたのです。私が招き入れられた部屋は上品に飾り付けられ、向かいに座ったきちんとした身なりのお姉さんが妹を元気づけていました。妹は当時の話をするのが不安で、最初はほとんど何も言えなかったのです。だから最初はお姉さんのほうが話し始めました。彼らの父親は大酒飲みで、母親をひどく虐待したそうです。そのために二人は施設に入りました。一四歳のとき、姉は堅信礼（若者の教会行事）を楽しみにしていました。けれど年上の女の子が、彼女に「喜ぶのはまだ早いわよ」と言いました。「その前に何かあるんだから」と言ったそうです。その「何か」というのが、一五歳で不妊手術を受けることだったのです。妹についても、同様でした。彼女たちの母親も後に手術を受けたそうですが、しかし、その前に母親は、もう一人、娘を産んでいます。当時の法律は（こういうケースでは）中絶するよう定めていたのですが、医者が母親の妊娠を見逃したのです。おかげで末の妹が生まれました。「妹はうまくすり抜けたのよ」と二人は言いました。末の妹は若すぎたために、不妊手術も免れたのです。彼女は結婚して、子どもをもうけました。二人は、とても誇らしげに、私に姪と甥の結婚式のアルバムを見せてくれました。このP姉妹に会って初めて、私は、強制不妊手術の大半が「社会改造」の一手段として実施されたことを知ったのです。様々な施設で暮らしていた女の子たちは、「先天性精神薄弱」という診断のもと、みんな不妊手術を受けさせられました。しかし、実際には、おそらく彼女たちはP姉妹と同じように、貧しく、社会的にも恵まれない生活環境にあった女の子たちだったのです。Pさんは戦後、結婚し、夫と共に商売を営み、夫の死後は彼女一人で立派に切り盛りしています。

次にお話しするのは、「安楽死」を生き延びた三人の人たちとの出会いです。

SさんとAさんは、二人ともまだ少女だった一九四二年に、急性の精神疾患でギュータースローの精神病院に収容されました。一九四三年十月、二人は他の二〇〇人の女性たちと共にベルンブルクの収容所に送られました。二〇〇人の女性のうち、敗戦まで生き延びることができたのは五〇人足らずでした。移送リストを見て目立つのは、特に若い女性がそこで亡くなっており、年配の人々が生還することが多かったということです。

Aさんは一九四四年に両親によってベルンブルクから連れ戻されました。両親は当時、娘を退院させるために市長に申し入れ、施設の医師ともかけあいました。二人の息子はすでに戦死して、この娘がただ一人残った子どもだと言ったそうです。戦後すぐにAさんは、またギュータースローに戻ってきました。彼女は自分から病院にやってきて、こう言ったそうです。「私はここで骸骨になりました。もう一度、骸骨になるつもりです」。

その後、Aさんは何十年もギュータースローの病院で暮らしました。彼女は物静かで内向的な女性で、自分からはほとんど話をしませんでした。一度、私は、彼女と戦争中の話をしようとしたことがあります。けれど、彼女があまりに不安な反応を見せたので、二度とそうしようとは思いませんでした。彼女の行動で目立ったのは、憑かれたような労働意欲です。Aさんは毎日、朝から晩まで徹底的に掃除をしていました。働く患者だけが生き延びるチャンスを与えられるのだということを、戦争中に身をもって知らされたに違いありません。彼女は八十歳になってさえ、命がけで掃除をしているという印象を受けました。今はもう、そんなことをしなくてもいいのよ、と彼女に言っても、分かってもらえませんでした。やがて身体も弱ってきて、そうした仕事ができなくなったときも、彼女を雑巾とバケツから引き離すのは一苦労でしたが、最後には何とかなりました。彼女は作業療法に入り、やがて機織りに驚くべき才能を持っていることがわかりました。掃除は週に一回だけになりました。私が知っている「安楽死」を生き延びた人々は皆、高齢になるまで働いていました。

Sさんも同じくベルンブルクで生き延びたのですが、とても難しい、興奮しがちな女性でしたが、彼女も戦争中の体験について語ることはできませんでした。しかし、彼女がその体験を決して忘れることも克服することもできないでいるのだということが分かったのは、彼女が白内障の手術を受けなければならなくなったときでした。彼女は親しい看護婦に付き添われて眼科に行ったのですが、看護婦がそこから出て行こうとしたとき、激しい不安におそわれました。自分が餓死させられるのだと思ったのです。次の朝、若い麻酔医が麻酔をかけようとしたところ、彼女は叫びました。「このブタ野郎、また私に不妊手術をしようっていうのね」。そうして麻酔から覚めたとき、彼女は下腹をさぐり、手術されていないかどうかを確かめたのです。しばらくして視力が回復すると、彼女は落ち着きを取り戻し、満足そうになりました。いずれにせよ、この手術は、何十年ものあいだ医師が彼女にしてきたことの中で、唯一、彼女が自分のためになると分かったものだったのです。

W氏は一九二〇年代にホームレスとして生活していました。一九三四年に、彼は、ナチスが住所不定の人間を強制収容所に送っていることを知りました。そこで彼は、こっちのほうがまだましだろうと、キリスト教の養護施設であるベーテルに入りました。戦争が始まる直前、彼はそこからギュータースローへ送られました。そこで彼は仲間の患者たちが、バスで送り出されるのを目撃したのです。

私がW氏と出会ったとき、彼はすでに高齢でしたが、いつもせかせか仕事に励む人でした。彼は小さな手押し車で病院の周囲の地区から庭のゴミや粗大ゴミを集めては、運び出していました。ミュンスターの動物園へ遠足に行く計画を立てたとき、私は彼に「一緒に行く?」と尋ねました。彼は嫌だと言い、「だれがこのバス旅行の責任者か」と聞きました。私は事態が呑み込めないまま、「私よ」と答えました。すると彼は、穴があくほど私を見つめて言いました。「あんたが? そんなはずはないよ」。

彼はそのとき、仲間の患者たちを死へと連れ去った、あのバスのことを考えていたのです。九〇歳近くになって、W氏は退院しました。その後、彼は二度、大きな旅行をしました。その一つは、年配のドイツ人が好んで行くマジョルカで、そこへは（バスではなく）飛行機で行くのです。高齢で亡くなる直前に、彼は、（退院して生活した）人生最後の三年間、とりわけその間に行った二度の旅行が良かった、と言っていました。

冒頭で私は、ドイツでは四〇万人の人が強制不妊手術を受けさせられ、少なくとも二〇万人が「安楽死」という形で殺害されたと言いました。しかし、犠牲者はそれだけではありません。犠牲者の家族もまた犠牲者であり、彼ら、彼女らは、戦後も長い間、この犯罪について何も語られない、あるいはそれが正当化さえされる状況の中で、ずっと苦しんできたのです。家族たちは、自分の身内が、ナチス・ドイツが組織し、合法化した犯罪の犠牲者となるという経験をさせられ、そして、そのまま放っておかれたのです。被害者の家族の多くは、こうした犯罪が幾分は正しかったのかもしれないと思い、また、そう自分に言い聞かせながら、我が子の死を甘受した人もいたのです。こうした人びとを孤独と屈辱のうちに見捨てた罪は、戦後世代の罪でもあるのです。

〔追記〕

一九九九年に日本を訪問した際、私は、法が定めた外科手術によって深く傷つき、またこの手術の根拠となった優生学によって、その人間性を傷つけられた多くの人びとに会いました。その方々が自らの傷を語ったその勇気に、私は感銘を受けました。その方々と、またこの方々が謝罪と補償を受けられるよう支援している人々が、その目標を達成できるまで、がんばり抜けるよう心から願っています。ハンセン病の方々に対する国家賠償が実現したことを耳にして、とても嬉しく思っています。

ベルリンにて、二〇〇三年五月九日

クリスティーネ・テラー（Christine Teller）

四　強制不妊断種手術被害者に対するスウェーデン政府の対応

二文字理明

福祉国家として有名なスウェーデンにおいても強制不妊手術問題が大量に発生した。それも、つい最近まで、福祉国家では許されるはずのない事件が、現実には発生した。この事実は、福祉国家の本質を再検討する必要性を我々に突きつけることになった。ここでは、本質論を追及することは行わない。ただ、スウェーデン政府のとった事件への対応がどのようなものであったかの経過を報告することが主たるテーマである。いやしくも国家が、現実的な最低限の責任の取り方として、どのようなスタイルが可能であるのか。その一つの典型をみることができると考えるからである。

事実の要約

二〇〇〇年九月にスウェーデンの日刊紙GP『イエテボリス・ポステン』が要約した記事によれば、「福祉国家」スウェーデンで発生した強制不妊手術問題の概要は次のとおりである。資料1「一九三五年から一九七五年までの不妊断種手術に関する医療庁の報告」と題する統計データの概観もあわせて参照していただきたい。

・一九三五年から一九七五年までの間に、六万三千人が不妊手術を受けた。
・そのうち九三パーセントが女性であった。
・約半数の者が自主的に手術を受けたと推定される。
・九パーセントの者は、同意なしに手術を強要された。
・二四パーセントの者は、間接的な強要によっている。例えば、施設からの退出の条件とされた。
・合計二万七千人が、程度の差こそあれ、強制不妊手術の被害者となった。
・当事者の意思に反して、あるいは何者かによって、被害者にされたと考えられる者は、一九九九年七月一日から二〇〇一年六月三十日までの二年間に、一七万五千クローナの損害賠償金の支給を「強制不妊手術患者経済補償委員会」に申請することができる。
・現在までに、一八五〇人が申請を行っている。うち、一三四二名の審査が終了した。そのうち一一二七名に補償金の支給が決定している。

（出所・*Göteborgs Posten, 2000-9-20*）

スウェーデン政府による強制不妊断種手術被害者への対応は最初から円滑に実施されたわけではない。一九九七年八月二十日付の代表的日刊紙『ダーゲンス・ニーヘーテル』（*Dagens Nyheter*）の記事を発火点とする一連の報道がなければスウェーデン政府の、これほどまでに迅速かつ誠実な補償が実行されたかどうか疑問である。

歴史学者ルンシス（Maija Runcis）らは、被害者の九〇％が女性であったことから、不妊手術問題

資料1　1935年から1975年までの不妊断種手術に関する医療庁（Medicinal-styrelsen）の報告

年	優生学的理由	社会的理由	医療的理由	合計	女性の比率(%)
1935				250	94
1936				293	93
1937				410	91
1938				440	93
1939				523	94
1940				581	83
1941				746	69
1942	959	67	135	1161	63
1943	1094	52	181	1327	65
1944	1437	21	233	1691	65
1945	1318	78	351	1747	73
1946				1847	
1947	1210	65	845	2120	86
1948	1183	53	1023	2264	87
1949	1078	44	1229	2351	91
1950	858	17	1473	2348	94
1951	629	48	1657	2334	95
1952	405	73	1635	2113	95
1953	330	75	1434	1839	96
1954	204	72	1571	1847	96
1955	159	76	1602	1837	97
1956	172	76	1520	1768	97
1957	149	90	1546	1785	97
1958				1786	96
1959				1849	95
1960	75	120	1455	1650	96
1961	62	118	1619	1799	96
1962	33	94	1558	1685	98
1963	48	96	1605	1749	97
1964	34	70	1655	1759	98
1965	11	22	1475	1508	99
1966	9	26	1500	1535	99
1967	1	42	1465	1508	99
1968	13	20	1545	1578	99
1969	19	58	1496	1573	99
1970	20	46	1797	1863	99
1971	13	63	1826	1902	99
1972	12	45	1559	1616	99
1973	17	19	1328	1364	99
1974	21	6	1487	1514	99
1975	14	3	1011	1028	99
1935-1975				62888	95

出所：Niels Lynöe 2000, ss.24-25.

は女性差別反対闘争として既に一九五〇年代から社会的に提起されていたと言う。さらに、社会庁の役人カール・グリューネヴァルト（Karl Grunewald）らによる知的障害者の人権擁護活動の立場からの不妊手術問題への指摘も存在した。しかし、政府の重い腰は上がらなかった。

記事を仕掛けたのはマチエイ・サレンバ（Maciej Zaremba）という記者であった。サレンバの記事を契機に発足した調査委員会副委員長のレイフ・パーションにインタビューして得た情報を軸にスウェーデン政府の対応の中味を概略してみたい。

サレンバ報道の直後

サレンバの記事はロイター電にのって世界を駆け巡った。世界のメディアが鋭く反応したことがまず特記される。福祉国家の面目をかけて政府の対応は急展開する。報道の後、社会民主労働党に対する反発が国内で広まった。事態を重要視した野党、キリスト教民主党の党首スヴェンソン（Alf Svensson）は、パーション（Göran Persson）首相（社会民主労働党党首）にあて、「恐るべき事実だ。わが国の歴史の暗部を解明することが政府と政治家の責務だ」として政府に実態調査を要求した。サレンバの記事の一週間後、八月二十七日、実態解明のための調査委員会の設置を内容とするコメントがスウェーデン政府から公表された。

マチエイ・サレンバは、「調査委員会の設置が実現すれば、民主的に成立した法が非難されるという異例の事態となる」と述べている。しかし、政府のこの公式決定の前には調査委員会設置に躊躇する姿勢が伺える。例えば、社会大臣のヴァルストレーム（Margot Wallström）は、八月二十三日、

「現在生存している二万から二万五千人の手術犠牲者に補償を行うかどうか、公的に謝罪するべきかどうか考慮しなければならない。不妊手術は法律に基づく行為であり、法律は手術を受けた人に対して補償を支払うと規定してはいない」と発言している。

手術が実施された当時、手術は合法的なものであった。手術の犠牲者は補償を得ることができない。補償を実施するためには法律の作成から始めなければならない。実際この報道の直後の時点でも、政府に対して補償を求める被害者からの手紙が二〇〇通あまり届いていたが、決定は保留のまま放置されていた。

しかし、補償が全く行われていなかったというわけではない。八月二十七日の会見で、社会省の高官は、一九八三年から問題に気づき、一部の被害者に対しては内々に国家補償を始めていたことを明らかにした。補償対象を手術当時の書類不備等に限ったため補償が広がらなかったと言う。また、補償請求に関する重要な資料も存在する。その資料とは、被害者の個々のケースを具体的に記載し、一九八三年から一九九六年までの間、政府による補償を求めた被害者に対する社会省の対応を示した政府文書である。

この文書に記載されているある被害者の女性は、一九四三年に手術を受け、一九九五年に（当時七二歳）補償を求めた。しかし社会省は「現在の法体制下であれば、そのような手術を行うことはなかっただろう」と認めながらも、「当時の法律では合法的だった」として補償を拒否している。また、手術の犠牲者の一人であるマリア・ノルディン（Maria Nordin）さんは一九九六年に政府に対して一〇万クローナの賠償金を請求したが、社会大臣ヴァルストレームは彼女の要求を却下した。しかし、サレンバの記事が喚起した国際的な批判の高まりに応じて、政府は彼女になんらかの補償を行う方針を固めている。

自分自身で下した却下に対して、ヴァルストレームは、恥ずべき行為であり、今大臣としてできることはこの強制不妊手術の問題を政府の取り組むべき課題として取り上げることであると発言するに至った。さらに彼女は「私たちはこれらの行為を非難している。行為が弁護されることは絶対にない。いくら補償金を払っても完全にその犠牲に対して報いることはできないであろう」とも述べた。さらに彼女は記者会見で、確約していた調査委員会の設置を正式に表明した。調査後、法改正を伴う大規模な補償を可能にしたいとも語っている。当時の手術は第一党であった社会民主労働党が率先して行ったとされているが、不妊法に関しては当時の優生思想を基に議会での承認を受けて制定されたものである。この法案の審議に際して、どの政党からも反対意見が起こらなかったということは十分に考慮する必要があるだろう。これほど国民の関心を引く前、つまり一連の報道がなされる前から、補償問題は起こっていた。しかし、最終的に手術を「野蛮だ」と発言したヴァルストレームも、合法を理由として補償請求を却下していたのである。更に「不妊手術を隠していたという事実はない」とも断言しているのだが、この報道の後スウェーデン国内ではそのような法律があることすら知らなかったという意見さえも聞かれた。それも当然のことで、マチエイ・サレンバによれば、事実は教科書、事典などからも抹消され、一般の人々の目には触れないように工作されてきた。サレンバらの報道がなければ、彼女らに対する謝罪、補償はこれらの手術と同様、闇から闇へと葬り去られていたかも知れない。このように、政府の対応は、外圧に押されながら、補償の実現に向かって急展開していった。

迅速な政府の対応による調査委員会の設置

強制不妊手術に関する一九九七年調査委員会（1997 års steriliseringsutredning）は、サレンバによる一九九七年八月二十日付記事からわずか二週間で、同年九月四日に設置された。一連の関連記事が連綿と続行する中、政府の対応は早かった。

委員会のメンバーは、法律専門家、この方面の思想史専攻の学者、婦人科の医師等で構成されている。短期間で報告書を作成し法制化、さらに経済補償の早期実施を考慮した実務型の委員会であることがよくわかる。強制不妊手術に関する一九九七年調査委員会の構成は次のとおりである。委員長はカール＝グスタフ・アンドレーン（Carl-Gustaf Andrén）。元ルント大学学長で神学、教会法専攻。これを支えるスタッフとしての専門家メンバーは、バーティル・ベンクトソン（Bertil Bengtsson）。彼はウプサラ大学教授・元法相である。この他にスサンヌ・ビールム（Susanne Billum）、社会省法制局長が加わった。彼女は一九九八年十一月一日に退任し行政最高裁判所判事に任官されている。さらに、グンナール・ブローベリ（Gunnar Broberg）ルント大学教授・思想史専攻、および、カーリン・ヨハンニソン（Karin Johannisson）ウプサラ大学教授・思想史専攻、ならびに、シェシュティン・バーゲンフェルト（Kerstin Bagenfeldt）ストックホルム大学病院医局長・婦人科専攻とクラース＝ヨーラン・ヴェシュリン（Claes-Göran Wesrin）ウプサラ大学名誉教授・社会医学専攻が専門家として参加。さらに、一九九七年十月十五日付で副委員長としてレイフ・パーション（Leif Persson）判事が中心メンバーとして加入。一九九七年十二月一日付で専門家補佐としてマティアス・ティデーン（Mattias Tydén）大学院博士課程・思想史が参加。モニカ＝ブコウスカ・ヤコブソン（Monika Bukowska Jacobsson）副医局長も参加した。この二名の補助として、次の二名が任命された。すなわち、一九九七年十二月一日付でウルバン・ルンドベリ（Urban Lundberg）（大学院博士課程・思想史専攻）および、一九九八年二月一日付で、トビアス・エドボーム（Tobias Edbom）（看護士・一九九八年九月一日より副委員長補佐）。

調査委員会の課題・経済的補償の早期実施

委員会の主な課題は、第一に、不妊手術関係法の成立と実施に関して、政策立案者、政府機関当局者、研究機関関係者、医学関係者らの関与と責任の所在を多角的に明らかにすること。第二に、関連法の成立と実施の状況を明確化し、国際的な視点に立ってスウェーデンの歴史と現状を明確にすることであった。

政府の、当面の課題は、既に高齢者が大部分となった被害者に対して、早期に経済的補償を実施して「謝罪」を表明することに置かれた。一九九七年九月の委員会の設置以後約一年四カ月で中間報告書（「一九三五年から一九七五年までのスウェーデンの強制不妊問題、経済的補償」*Steriliseringsfrågan i Sverige 1935-1975, Ekonomisk ersättning, SOU 1999:2*）が発表された。一九九九年一月二十六日、中間報告書は社会省に手渡された。報告書に盛り込まれた提案を受けて議会は、一九九九年五月十八日、意思に反して強制不妊手術を受けた被害者への謝罪として、一七万五千クローナ（約二百万円相当）を支給する内容の法律を通過させた。法律は次の二つである。「不妊手術患者への補償に関する

法律」[Lag (SFS 1999:332) om ersättning till steriliserade i vissa fall] (一九九九年五月二十七日公布、一九九九年七月一日施行、資料2)。そして、「不妊手術患者補償委員会規則」[Förordning (SFS 1999:614) med instruktion för Steriliseringsersättningsnämnden] (一九九九年六月十日公布、一九九九年七月一日施行)。

これらの法律によって、一九九九年七月一日より、経済補償委員会が機能を開始した。この委員会は同日から二年間に限って補償の申請を審査し支給を行うことになった。同年八月末時点で既に七〇〇ないし八〇〇件の申請が受理されたほど申請件数は予想を超えていた。

最終報告書は強制不妊手術問題に関する一九九七年調査委員会のエピローグ

スウェーデン政府による最終報告書が二〇〇〇年三月末、ようやく刊行された。三六〇頁に及ぶ大著である。既に、中間報告書および「強制不妊手術患者への補償に関する法律」によって、被害者救済が最優先され補償金が支給されつつあった時期における刊行である。最終報告書では強制不妊手術の実態および背景の全貌を可能な限り描いている。被害者へのインタヴューまで含めた膨大なドキュメントである。この他にも、関連する研究論文・報告書等が最終報告書に明示された。膨大な資料の山の提示は、今後のこの問題に対する社会的検討と評価を期待する委員会の姿勢を物語る。

内容は基本的には中間報告書と軌を一にするものであって、中間報告書のエピローグを構成するものであることがわかる。補償の実現に向けて公刊された「中間報告書」および「不妊手術患者への補償に関する法律」こそが、マチエイ・サレンバの「衝撃」の政治的決着となったのである。

その後の、スウェーデン型「福祉国家」の内実の吟味は、最終報告書において確認されたものの、決着に至ったとは言い難い。今後も究明を続けるべき問題として再確認されたと受け取るのが正しいと思われる。

二年間の時限立法は一年半延長――補償の現状とゆくえ

「不妊手術患者への補償に関する法律」は二年間の時限立法であって、二〇〇一年六月三十日には失効のはずであった。同法の制定に先だって、関係当局、関係団体からの意見聴取が行われた当時、法制局、社会庁、傷害保険会社、障害者団体連合会（HSO）、知的障害者育成会（FUB）、てんかん協会から意見が寄せられている。補償金額への不満のほか、申請受理期間が二年間に限定されていることへの問題点が指摘されていた。期限までに約二千件の申請があり、うち約一五〇〇件に補償が実施された。申請件数に対する補償件数の比率は約七五％という高率となっている。支給総額は二億七千万クローナに達した。当初想定した被害者数は、五〇〇から一〇〇〇名で、金額も一億七五〇〇万クローナを計上していた。これを大幅に上回る補償となっている。この種の問題に対する人道的配慮の大きさゆえの数字であろうか。また、被害者からの申請は期限切れ間近の二〇〇一年度に至っても約一〇〇件程度の数に上っていた。このため、一年半の法律延長が決定され、二〇〇二年十二月三十一日まで申請が可能となった。

知的障害者を福祉国家のお荷物として排除するという思想、知的障害者のみならず「異質な者」を排除した上に成り立つ「国民の家」構想は今も根強くスウェーデン社会に存在する。最近の外国人排除・差別事件の頻発、激化は北欧が人種差別の温床でありつづけていることを物語る。そういった背景の中で、美しい福祉国家幻想につきまとう異端排除の影としての不妊手術問題の指摘を行ったのが、ほかならぬバルト三国出身の女性で歴史学者マイヤ・ルンシス、ポーランド・ユダヤ系スウェーデン人のマチエイ・サレンバであったことは、保守的なスウェーデン社会の反発を招いたかもしれない。しかし、福祉国家を築いた社会民主労働党政権下の現政府がとにもかくにも補償問題の解決に着手し問題の解決に努力している姿は、スウェーデンという福祉国家の誠実な対応として評価することができる。

政府の対応の早さと、それなりの決着の水準が、世界的に見ても高いものであり、補償審査の在り方にも、「スウェーデン型福祉国家」のよさも存在することを見落とすべきではないであろう。それは、当事者中心主義のシステム、および、その反映としての、「LL版」文書（やさしい文章で書き直したもの）の形で、被害者に提供された「やさしく表記された」情報提供にも伺うことができる（資料3）。また、申請書の記載項目をみても、当事者の多くが申請を行いやすいように、格段に配慮していることが推察される。これほどの「やさしさ」「寛大さ」は、「スウェーデン型福祉国家」批判が決して一筋縄ではいかないことを感じさせる。

こういったスウェーデン社会の「寛大さ」もさることながら、現行の教科書にみられる「人種主義」に関する記述を、スウェーデンという福祉社会の一つの特徴として紹介して稿を終えたい。教科書の記述の要点は、混血によって純血のスウェーデン人が人種として劣化。混血スウェーデン人は、福祉国家のお荷物になるから抹殺。こういう北欧の人種主義の思想が二十世紀の半ばに存在したこと。そ

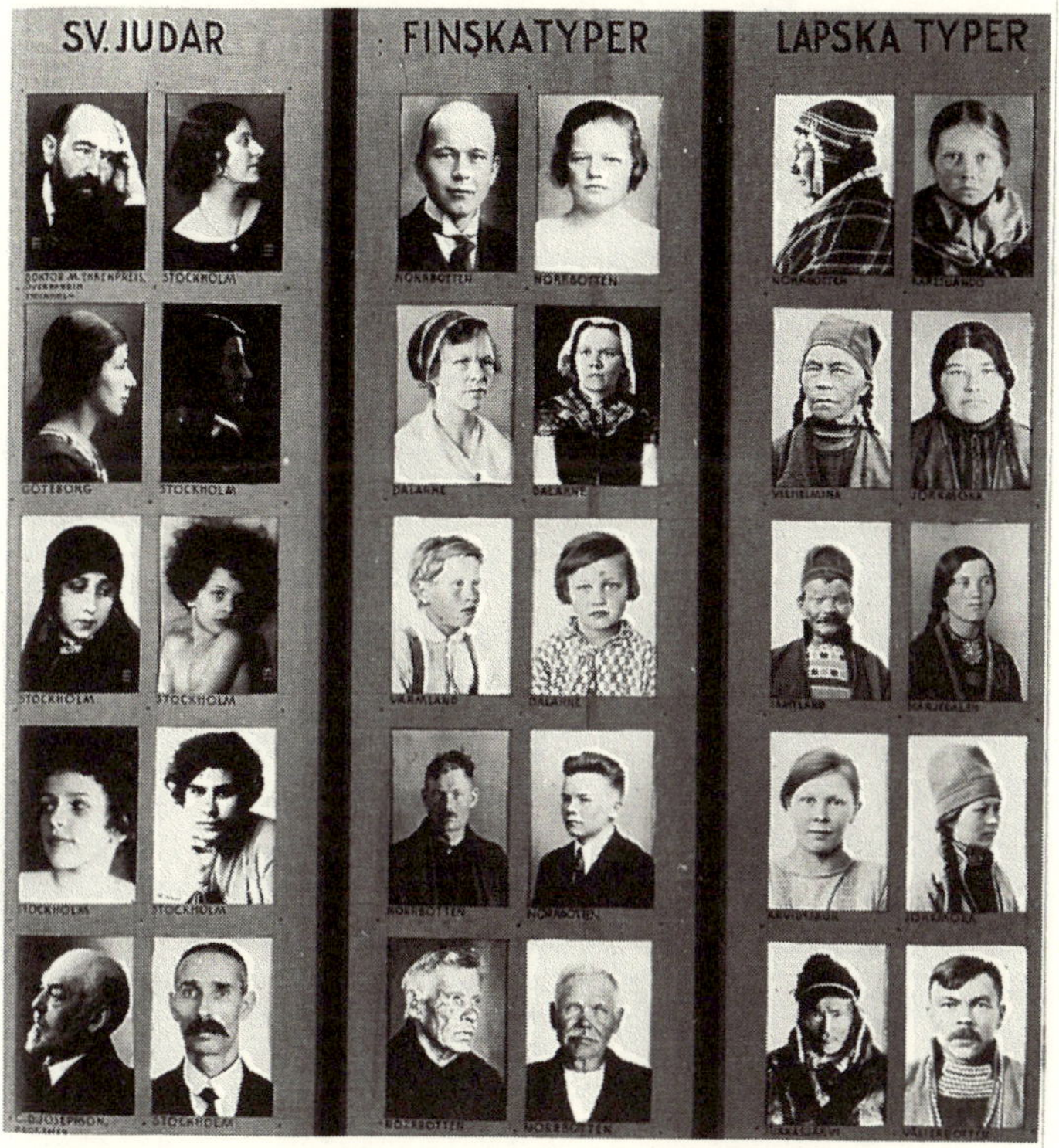

スウェーデン人の純血を侵したひとびとの例

左から順に、ユダヤ系、フィンランド系、サーメ系の人々

1930年代、スウェーデン人は、人種生物学をおおまじめに研究した。「純粋のスウェーデン人」と「その他のスウェーデン人」とを区別するためであった。人種研究は時代を風靡していた。その究極がヒトラーによるドイツ民族の人種浄化であった。

（出所）Boel Westerberg, et al.（1996）***PLUS: Religionskunskap 7-9 Temaboken,*** Natur och Kultur. ss.109-115

れは現在の白人優位、黒人等の有色人種、少数民族への蔑視、障害者、ホモセクシュアル等への偏見へとつながることへの指摘である。事実に目を閉じることなく正面から受け止めようとする姿勢は、スウェーデン政府による、被害者への補償に結びついた遠因の一つではないだろうか。

参考文献

二文字理明・椎木章『福祉国家の優生思想』明石書店、二〇〇〇年。

米本昌平他『優生学と人間社会』講談社現代新書、二〇〇〇年

Niels Lynöe（2000）'Rasförbättring genom sterilisering', *Svensk medicin nr.68.*

Regeringen（2001）*Budgetprop, 2001/02, 19 sept. 2001,* ss.34-35.

Boel Westerberg, et al.（1996）*PLUS: Religionskunskap 7-9 Temaboken,* Natur och Kultur. ss.109-115

Göteborgs Posten, 2000-9-20.

資料2　「不妊手術患者への補償に関する法律」（一九九九年五月二十七日公布一九九九年七月一日施行）

第一条　この法律は、次の事由によって不妊手術を受けた者を対象とする国家補償に関するものである。

第一項　「精神病、知的障害、その他の正常な自己活動を妨げる事由による不妊手術に関する法律」（SFS 1934:171）によるもの

第二項　「不妊手術に関する法律」（SFS 1941:282）によるもの

第三項　一九七六年以前に、法律の適用外での当局の関与によるもの
第二条　第一条による該当者のうち次の条件に当てはまる者は補償を受ける権利を有する。
第一項　不妊手術に関する申請書に署名しなかった者、または、不妊手術への同意を書面で提出していない者
第二項　不妊手術の申請あるいは執行の時点で、法的無能力者あるいは未成年者であった者
第三項　不妊手術の申請あるいは執行の時点で、入所施設等に在籍していた者
第四項　精神病、知的障害、てんかんであるとの診断を受けたことを事由として不妊手術の対象となった者
第五項　結婚許可証の取得のため、妊娠中絶を受けるため、あるいは、母親への援助（möderhjälp）等、国またはコミューンによる手当てを受給するために、当局の要求に応じる形で不妊手術を受けた者
第六項　当局が不適切な対応をしたり、怠慢であったために、不妊手術への同意を受け容れさせられた者
第三条　一人当たりの補償金の額は一七万五千クローナとする。
不妊手術を事由に国が既に支給している場合は、その額だけ減額される。
補償金受給の権利は該当者個人に支給されるものであって該当者以外には支給されない。支給の決定が通知される以前に申請者が死亡した場合、権利は消滅する。支給の決定が通知された後で申請者が死亡した場合、補償金は申請者の遺産として処理される。
第四条　補償金の申請は、申請をする当事者によって文書で行われなければならない。
第五条　補償金の申請は、特別に決められる委員会によって審査されなければならない。同委員会の委員長は判事または判事経験者でなければならない。政府は、同委員会を設置し、その構成および業務を規定する。

第六条　補償金の申請は二〇〇一年六月末までに同委員会において受理されなければならない。期限後の申請は受理されない。

第七条　申請者が希望し、かつ、明らかにその必要があると想定される場合、同委員会は口頭による話し合いを設定しなければならない。口頭による話し合いは公開で行われなければならない。口頭による話し合いにおいて、「秘密保持法」（SFS 1980:100）第七章第三九条に定める秘密に該当する内容が発言されると想定される場合、委員長は、口頭による話し合いを非公開で行うよう決定することができる。

第八条　口頭による話し合いに出頭した申請者等は、同委員会が適当と判断すれば、旅費および日当等の一般的経費を同委員会から受給できる。同委員会は補償金を前払いで支給することができる。補償金および前払い金に関する詳細な規定は政府によって通知される。

第九条　この法律による決定は異議申立ての対象とならない。

資料3　ＬＬ版「強制不妊手術患者への補償に関する法律」（当事者用パンフレット）

新しい法律ができました

議会が、新しい法律に、賛成しました。

新しい法律は、自分の意思からではなく、強制的に、不妊手術された人のためにできました。

つまり、子どもをつくれないように、むりやり、手術された人のためにできました。

法律によると、被害にあった人には国から、補償金をもらう権利があります。

補償金は一七万五千クローナです。

この法律は一九九九年七月一日から実施されます。

補償金をもらう権利のある人は、次のような人です。
◎不妊手術を受けるための申請、署名、同意を、自分の意思でしなかった人
◎不妊手術を申請したとき、あるいは、不妊手術を受けさせられたときに、まだ大人になっていなかった人
法的責任能力がない年齢であった人
◎不妊手術を申請したとき、あるいは、不妊手術を受けさせられたときに施設に住んでいた人
◎精神病、精神薄弱、てんかん、であるという理由で、不妊手術を受けさせられた人
◎結婚するため、中絶するため、国、コミューンから、母子手当などの、いろいろな手当をもらうためには、不妊手術をしなければならない、と言われた人
◎役所から、説得されたか、役所から、自分の意思を無視されたかのために不妊手術に、同意してしまった人

申請を受け付ける役所

新しく作られた役所が、自分の意思からではなく、強制的に、不妊手術された人からの申請を受け付けます。

そして、補償をするかどうか決定します。

役所の名前は、「不妊手術患者補償委員会」です。

申請の受け付けは、一九九九年七月一日から二年間です。

この役所の長は裁判官です。

国会議員や、いろいろな専門家が、この役所で働きます。

このパンフレットでは、新しい法律の、一番大切なことだけを書いています。

補償を受ける権利があるかどうか考えるためには、法律をきちんと読まなければなりません。

くわしく知りたい人へ

もっとくわしく知りたい人は、一九九九年七月一日以降、「不妊手術患者補償委員会」に、電話または手紙で、連絡してください。

連絡先住所

Steriliseringsersättningsnämnden

Box 201 34

104 60 STOCKHOLM

（電話番号　〇二〇―五三　九〇　〇〇）

このパンフレットは、申請用紙ではありません。

申請用紙が必要な人は、下の申請用紙請求願に、必要事項を記入してください。

点線の部分をハサミで切って、「不妊手術患者補償委員会」あてに郵送してください。

（にもんじ・まさあき……大阪教育大学教授）

申請用紙を注文します。

名前

住所

電話番号

五　オランダ：障害をもつ人たちへの不妊手術
――個人主義の中の「優生」？

加藤雅枝

はじめに

オランダには障害をもつ人たちの不妊手術に関する法律・政策はなく、歴史上にも存在したことはない。一九八〇年「精神障害をもつ女性の不妊手術に関するガイドライン」が出されたのが初めてだが、そこには不妊手術を受けるべき条件・基準等が記されているのではなく、不妊手術を行うことが決定されるまでの合法的手続きが示されている。ガイドラインはその後、一九八一年、一九八九年、そして一九九八年に改訂されている。不妊手術をはじめ、中絶、尊厳死、生殖技術の利用・実施等、多くの分野において、政府が個人の決定に介入しない態度をとるのはオランダの特徴である。だが、法律・政策がなくとも、障害をもつ人たちが不妊手術を受ける決定を下す、あるいは、障害者に不妊手術が施される土壌としての規範・価値観は社会に存在するし、現に本人の同意を得ずして避妊を目的としたホルモン投与が行われた事例が報告されている。

この報告では、オランダにおける、障害をもつ人たちに対する不妊手術の様子を紹介し、ガイドラインの問題点を考察する。

一九八〇年、初めてのガイドライン以前

他の西欧諸国、北アメリカ、そして日本同様、オランダにおいても大戦間期に知識人による優生学の社会制度化の試みがなされた歴史的事実は見出される。(注1)しかしドイツ占領の苦い経験から、第二次大戦後「優生」を公に明言することはタブーとなった。

一九六〇年代まではキリスト教教会の力が強く、教会が地域の障害をもつ人たちの世話をしていた。障害故に本人・保護者に同意を得ずに行われた子宮摘出の記録は一九五六年まで残っているが、キリスト教の教えの下、教会では、子を産む機能を全く無効にすることに対する抵抗があった。故に子宮摘出は最終手段であり、通常は異性同士が性的接触をもつことを避けるよう工夫するか、あるいは、本人が育てられない状況で子どもが生まれた場合、教会が里親を見つけるか、が手段であった。

一九六〇年代後半、福祉国家が教会に取って代わり、一九七〇年代には障害をもつ人々の施設化が推進される。その後一九八〇年に初めて精神障害をもつ女性の不妊手術に関するガイドラインが出されるわけだが、これは、保護者に無断で、施設内で我が子に不妊手術が行われたことに対する「精神障害をもつ子の父母の会」の意義申し立てによった。次に一九八〇年以降のガイドラインについて概要を説明する。

ガイドライン改訂の経過とその概要

一九八〇年「国民精神衛生のための医師審査会（De Geneeskundige Hoofdinspectie voor de Geestelijke Volksgezondheid、以下GHGV）」が、オランダの「厚生」省（Ministrie van Volksgezondheid, Welzijn en Sport。そのまま訳すと「国民健康・福祉・スポーツ」省。以下VWS）内に設置される。同年、オランダで初めてのガイドラインが出されるが、これは精神障害をもつ女性の不妊手術に関するものであった。手術が合法的に行われるには保護者、審査会の合意が必要であり、手術を施す医師は手術が必要である医療的理由を述べなければならず、手術に関する技術、法的全責任は医師が負うことが記されている。一九八一年、ガイドラインは改訂され、精神障害をもつ男女両性に適用されることとなり、一九八九年には、いわゆる「父母の会」の要請を受け、施設の外に住む精神障害をもつ人々にも適用されることとなった[2]。

一九九七年、スウェーデンにおける知的障害者に対する不妊手術が発覚したことを受け、ガイドラインは再び見直される。ここでは、本人の意思を尊重するために決定過程をどう組み立てるかが最も強調され、論じられた。先述したようにこれら一連のガイドラインでは不妊手術施行の条件、基準は述べられていない。だが、実際手術が行われる際考慮されている、不文律ともいうべき条件は、(1)女性が遺伝的精神障害に苦しんでいるか、(2)その女性に子どもを育てる能力があるか、(3)男性との接触により、望まない妊娠をする可能性があるか、である、と報告されている[3]。

また、一連のガイドラインは精神障害をもつ人たちに限られており、身体障害をもつ人たちのガイドラインは存在しない。身体障害をもつ人たちに関しては、原則として本人の意志のみが手術を行う決定材料とされている。ガイドラインに不妊手段は記されていないが、通常、女性に対してはリング挿入、ホルモン注射、卵管結紮術、男性へは精管切除術が行われている。

以下、一九九八年に出された最新のガイドラインの要点、つまり今日不妊手術が行われる場合の条件を述べる。まず、次の点が強調されている。(1)不妊手術は他に有効な避妊手段がない場合において最終手段として行われる。(2)本人が反対する場合、不妊手術が行われることはない。ただし、明らかに本人にとって不妊手術をしたほうが良い場合を除く。ガイドラインには「本人に意思決定能力がある場合・ない場合」から始まり、あらゆる場合によって異なる手続きが記されているが、以下、あらゆる場合において共通に見られる要点を説明する。

不妊手術を行う要請は（誰が要請しようとも）まず本人の家庭医[4]になされる。手術が行われるべき（かもしれない）と家庭医が判断した場合、家庭医は本人、担当の精神科医、保護者、本人が施設で生活している場合、施設の担当者を招集し、話し合う。この時点で本人が手術を受けない旨、意思表示をした場合、周囲の意見がどうであろうとも手術は行われない。本人の意思決定に際しては、手術を受けると子どもをもてなくなることを本人が理解しているかどうかが基準になる。本人に意思決定能力があるかどうか、セカンドオピニオンが必要かどうかは家庭医により判断される。本人が手術を受けたい旨、意思表示をした場合、話し合いは後日再び行われ、意思に変化がないか確認される。本人に意思決定能力がないと判断された場合、本人が合法的代理人を指名するが、代理人の妥当性も家庭医により判断される。本人は手術を受けたくないが、もし手術を受けないと明らかに本人に不利益がある、本人のためによいから手術を受けるべき、と周囲が判断した場合、家庭医の主導で裁判が開かれる。その際、家庭医は本人の利益に立つことが原則とされている。「手術が行われるべき（かもしれない)」、「本人のためによい」の基準は、「本人が性的接触を望んでいるが、妊娠は望んでいない場合、また妊娠して子どもを産んでも明らかに本人に子どもを育てる能力がない場合」とされている。周囲が本人のために良いと判断する基準は、本人が性的接触を望んでいるが、本人に子どもを育てる能力があるとは判断できない場合、が主となる。[5] つまり、本人が安心して性的接触を楽しめるか、ということである。子どもを育てる能力があるかどうかの倫理的判断は決して容易ではなく、この点に関するガイドラインは現在VWS内の倫理委員会が検討しており、二〇〇一年十二月に出される予定である。遺伝的精神障害が不妊手術の理由たりうることに関しては、先述したように、実際、個々のケースでは考慮材料となっているであろうが、ガイドラインに明言はされていない。この点の問題に関しては後述する。

オランダ政府の姿勢――決定は個人に任せ、介入しないという態度

ガイドラインは、不妊手術が行われるべき基準を明記したものではなく、手術を行う決定が合法的になされる条件を示したものであり、決定・手続きの応用は各個人的状況、施設、病院に任されている。またガイドラインは法律でないため、各個人を取り巻く状況で「違反」があったとしても特に罰則はない。また、様々な分野の問題において政府が統計を取らないのもオランダの特徴であるが、[6] 障害をもつ人たちの不妊手術数の政府統計は、一九八七年がオランダ史上最初で最後である。[7]「個人的問題、プライバシーに関する問題であるため、介入しないし、介入したくない」というのが政府の態度である。

社会運動とは、個人が、同じ問題を共有する仲間を発見し、連帯し、問題を私から公へと移行させ、社会に問いかけをしていく作業だと思う。だが、オランダ政府のガイドラインには、どのような場合に不妊手術が行われるべきか、に関する明確な規範設定が見当たらず、また、手続きが個人を取り巻く状況に徹底的に任されているため、手術の応用に倫理的問題があったとしても公的な場において問題とされるチャンスが非常に低い。しかし、手術実施の決定は、価値基準と規範という環境の中で行われるわけであり、女と健康の問題に関わる者の間では、本人の合意を得ない不妊手術は行われている、と目されている。

次に、一九八〇年代に発覚した、本人の合意を得ない避妊ホルモン投与の問題を紹介する。

事例：同意なしに行われた不妊手術と女性運動・障害者運動の対応

一九八〇年初め、刑務所、精神科専門病院、TBS[8]の中の女性、そして移民女性に、同意を得ることなしに、避妊を目的とするホルモン注射が打たれていたことが発覚する。注射を打ったのは、移民女性に関しては家庭医であり、他は担当の精神科医であった。移民家族は一般に子だくさんで大家族が多く、またオランダ人に比して中絶率も高い。このようななか、医師による名目の理由は「移民女性と言葉が通じなかった」であったが、同時に「移民女性はオランダ人のように計画できない」「中絶を防いであげる」「移民女性は規則正しく毎日ピルを飲むことができない」等の感覚もあったことが報告されている[9]。刑務所、精神科専門病院、TBSの女性に関しては名目上は「女性が施設、あるいは刑務所にいる間の計画外妊娠を防ぐため[10]」と説明されたが、ここにも「犯罪を犯した者、精神障害をもつ者は子どもをもつべきではない」という感覚があったことが報告されている。[11]

一九八四年アムステルダムで第四回女と健康国際会議が開かれる。これを機に女性と健康問題に携わる地元オランダの女性たちはこの事例に抗議する。抗議は新聞等のメディアに事実を公表し世論を喚起すること、また家庭医、精神科医師に対する抗議文をメディアに掲載するという形で行われた。ここでもオランダの特徴として現れているのは、抗議文を掲載する対象に具体的な顔がないことである。確かに家庭医、精神科専門病院の政策決定者の行動に影響を与えたであろうが、「同意なしのホルモン注射」は特に政府に推進されたわけでもなく、また、医師たちも個人として糾弾されることはなかった。女性たちは一九七三年にホルモン注射を認可したVWSも抗議する。確かにホルモン注射は、手術の必要もなく、女性が毎日規則正しく服用するものでもないので医師が女性に施すには非常に簡単な避妊手段である。ホルモン注射認可の目的が、ある一定のグループの女性を簡単に不妊にすることであったかどうかをVWSが明言しないのはもちろんのことであり、証明されてはおらず、定かではない。また、同意なしにホルモンを投与された件数も調査されていない。

この事例の他にも、会議において、オランダで、遺伝病をもつ女性、身体障害をもつ女性が医師により不妊手術を受けることを勧められること、また彼女たちが妊娠した場合、中絶を勧められること等が紹介されている。[12]

おわりに

多くの問題に関するオランダ政府のあり方の特徴は次の二点にまとめられる。つまり、(1)個人の意思決定は自由であり、個人こそが自身の最良の状態を一番よくわかっており、故に政府は個人の倫理的決定に関与しない。(2)禁止しても必要がある限り、起こるものは起こる。これらの法則は「精神障害をもつ人たちの不妊手術に関するガイドライン」にも貫かれている。

報告されているとおり、ガイドラインに記されている以上の不妊手術は行われているはず、と女性と健康問題に携わる多くの女性は目するが、問題が非常に個人化されているため、具体的なケースにたどり着くのは非常に難しい。この調査でも、何人もの人々に、「その問題は私たちの公の社会問題ではない（That's not our public social issue.）」と言われた。この言葉をもって、ある人たちは「オランダに優生思想はない、強制不妊手術もない」ということを意味したし、ある人たちは「問題は存在するが、ケースは容易には浮上しない」ということを意味した。障害ゆえに行われている不妊手術もあるはずだが、あくまで個人の決定であり、彼らは、それを優生思想とは呼ばない。やっとたどり着いたのがホルモン投与のケースだが、これも、具体的個人や団体が糾弾されたわけではなく、また、三カ月効力の避妊法であったため、国中を揺るがした、というような問題ではなかった。

オランダに住んでいて感じる私の個人的感想だが、障害を遺伝させたくないから不妊手術を受ける、あるいは、遺伝させて欲しくないから不妊手術を受けさせる、という因果関係は当然、という考え方はこの国にも根強くある。しかし、差別は制度化されておらず、個人に任されているため、自分たちの社会に障害者差別があるという認識はあまり伝わってこない。

自己決定という原則の名の下での「差別」も見聞きする。つまり、施設で働く複数の人々をインタビューした感触から、自分で自分の子どもを育てられないなら産むべきではない、誰も人の子育てを頼まれる筋合いはない、という考え方が強くあることを感じた。

政府が、ある価値基準を規範として掲げないことは、倫理的に決して好ましくないことではない、と私は思うし、最も理想的な社会のあり方は、禁止や義務がなくとも、成熟した個人が良心で自発的な倫理的決定を下していくことだとも思う。実際、オランダのこれらの特徴は、例えば麻薬政策などでは一定の成果をあげていることが報告されている。しかし、生殖技術と障害に関しては、今日のオランダ社会に優勢な価値観を私が知る限り、個人に任された決定という制度が理想的に機能しているとは思えない。むしろ社会に横たわる問題を不可視化し、個人の連帯を防ぐマイナスの役割を果たしている側面すら伺える。日本の旧優生保護法は、いわば、政府によるある価値基準設定という機能を果たしていたわけだが、今回の調査を通して、その逆側にあるオランダのあり方にもまた、別の問題が孕まれていることがわかった。今後の日本の在り方を考える一つの材料になれば、と思う。

（本文執筆は二〇〇一年九月です。）

追記　ガイドラインはＶＷＳ内の倫理委員会により二〇〇二年十月に出された（VWS, ***Anticonceptie voor mensen met een verstandelijke handicap.,***）。性に関し、精神・知的障害をもつ者も、障害をもたない者と平等な市民生活を送れることが第一目的として掲げられ、そのために、避妊をしなければ望まぬ妊娠、出産、子育てが起こりうることを理解しない人々にどう対処するか、というのが問題提起である。親が精神・知的障害をもっていることから、生まれてくる子が深刻な被害を受けると、倫理委員会が判断した場合、避妊を勧めることとしている。委員会は、一二歳以上の男女は自己決定能力があるとみなすが、精神・知的障害をもつある人が、(1)ある決定が自分にどのような利益、不利益をもたらすかを見積もれないとき、(2)何故避妊が必要か分からないとき、(3)異なる避妊法があること、とそれぞれの方法の内容が分からないとき、(4)避妊を怠ったときの結果（妊娠、出産、子育て）を理解できないときに、その人には自己決定能力が欠けているとみなされる。施される避妊法はなるべく本人の意向を聞き入れながら、代理人と医師の協働で決められる（p. 2)。

子産み、子育てに関しては、「一般にＩＱが60に満たない者に子育ては難しいと一応考えるが、本人が子を産みたいと望んだ場合、パートナー、家族、その他社会的支援の可能性も考慮し、なるべく本人の意向にかなうようにしていくべきである」とされている（p. 5)。

ガイドラインは、ＶＷＳ倫理委員会のホームページ（www.gezondheidsraad.nl）で入手可能。英語・オランダ語。英語タイトルは、***Reports : Contraception for people with mental retardation,*** オランダ語タイトルは上記のとおり。

参考資料

Christel Terwiel en Marleen Baerveldt, ***Voorbehoedmiddelen De prikpil: Een verdacht middel,*** Vrouwengezondheidscentrum, Utrecht, 1990.

Ministrie van Volksgezondheid, Welzijn en Sport, ***Sterilisatie mensen met een verstandelijk handicap: Herzien advies van de Ispectie voor de Gezondheidszorg,*** Den Haag,1998.

P. Blommendaal en H. M. J. van Schrojenstein Lantman-de Valk, "Sterilisatie verstandelijk gehandicapte vrouwen", in ***Medisch Contact,*** Nr. 26, Juli 1999, pp. 971-973.

Women's Global Network on Reproductive Rights, ***Reproductive rights international tribunal: Divided in culture, united in struggle,*** Amsterdam, 1984.

Ministrie van Volksgezondheid, Welzijn en Sport, *Antieconceptie voor mensen met een verstandelijke handicap*, Den Haag, 2002.

——————, *Contraception for people with mental retardation*, Den Haag, 2002.

インタビュー （Ms） Christel Terwiel, （Mr） E.Th.Klapwijk　その他。

注

（1） 詳しくは Jan Noordman, ***Om de kwaliteit van het nageslacht: Eugenetica in Nederland 1900-1950***, Sun. 1989. ISBN9061682983。

（2） VWSによれば、一九七〇年以降、精神障害をもつ約半数の人々が施設で生活し、半数が施設の外で生活しているという。

（3） P. Blommendaal and H.M.J.van Schrojenstein Lantman-de Valk, p. 972. 彼らは一九七五年以降精神障害をもつ女性に行われた不妊手術を文献調査し、共通に見受けられる特徴としてこれら三条件のうち少なくとも一つが満たされた場合、不妊手術が考慮されていることを報告している。

（4） オランダ人、あるいは合法的にオランダに滞在する者（旅行者を除く）は、一人の家庭医（Huisarts、General Practitioner）に登録しなければならない。歯を除き、身体のどの部分にどのような問題があろうとも、まずは家庭医を訪ね診断してもらい、家庭医の判断あるいは患者の希望により家庭医を通して病院の専門医に紹介される。「家庭医」の名のとおり、一世帯が同じ家庭医に登録するのが普通で、また、緊急時に駆けつけられる範囲に診療所を構えるものを選ぶこととされている。これは、一人の患者とその家族がどのような診療歴をもつかを一人の家庭医に把握させることにより、ある症状を包括的に理解できるようにすることを目的としている。障害をもつ人たちの施設においては、常設の家庭医が施設内にいることが多い。

(5) 他に本人が性的嫌がらせにさらされている場合も挙げられているが、この点に関しては、当然ながら嫌がらせそのものを根絶すべき、と議論されており、不妊手術の積極的な理由にはならないとされている。(P. Blommendaal and H.M.J.van Schrojenstein Lantman-de Valk, p.973.)

(6) 例えば障害をもつ胎児に関する選別中絶の問題。一九九〇年代半ば以降行われる中絶の理由のほとんどは、移民であるか(つまりオランダ人の採るような「非常に合理的な」家族計画がなされない)、胎児に障害があった場合の二つである、と報告されている。しかし、法律により、中絶の意思決定過程が各個人に任されていることと(期間モデル)、政府がその理由を敢えて調べないことから中絶件数中の内訳は明らかではない。これは選別中絶の倫理的問題が公の場で活発に論議されることが少ないことの理由の一つではないかと思っている。

(7) 一九八七年中に行われた不妊手術は女性一三三件、男性は一五件。

(8) Ter Beschikking Stellingの略。服役を終えたが、精神的に問題があり、社会に出るのは危険と医師に判断された者が療養を受ける場所。中にいる者が自由に出入りすることはできない。現在はTBR(Ter Beschikking Stelling van de Regering)と呼ばれる。

(9) Terwiel en Baerveldt, 1990.

(10) 妊娠の可能性は施設、刑務所で働く男性たち、あるいは訪問者との間にあった。(同上書。)

(11) 同上書。

(12) Women's Global Network on Reproductive Rights, pp. 57-58.

(かとう・まさえ……ライデン大学女性学専攻)

第四部　謝罪と補償を求める運動の経過

一 「求める会」の運動の経過

山本勝美

「強制不妊手術は外国の問題ではない」と決起（一九九七年九月）

一九九七年八月、「スウェーデンで七六年まで障害者に強制不妊手術が行われていた」という新聞報道が大々的になされました。スウェーデンといえば、日本では福祉社会のモデルとして敬意を払われてきた国ですが、そのスウェーデンで優生思想の象徴である不妊手術が強制的に続けられてきた――この報道は、障害者やその関係者だけでなく様々な領域の人たちに大きな衝撃を与えました。その後、一群の人々はすぐに連絡をとり合い、「強制不妊手術に対する謝罪を求める会」（後に「優生手術に対する謝罪を求める会」（以下、求める会）と変更）を結成して行動を開始しました。そして「マスメディアによって報道された強制不妊手術の問題は何も決して遠い国の問題ではなく、日本社会の問題でもある」との見解から、同年九月十六日、厚生省（現、厚生労働省、以下同様）に対して謝罪と補償を求める要望書を提出しました。

求める会がこのように直ちに結成されたのには、それなりの背景がありました。

八四年に「母子保健法改悪に反対し、母子保健のあり方を考える全国連絡会」の運動が始まりました。その後、母子保健法、母子保健システムは障害のない子を産ませようとする人口政策の一環であり、その根底には優生保護法と堕胎罪があるという認識から「なくそう優生保護法・堕胎罪、かえよう母子保健全国連絡会」という名称に変更し、より広がりをもったテーマの運動へと進展しました。

そして堕胎罪と優生保護法（九六年の改定で、現在は母体保護法）、母子保健政策のもとでは、障害者の人権、いやその存在そのものが否定されており、また、女性は障害のない子どもを産むように管理されている――そのような状況を変えたいと社会に向かって働きかけてきたのです。この流れは障害者・女性、そしてこのテーマに関心をもつ医療・福祉分野のスタッフによって担われてきました。このような流れが一つの背景となって求める会の動きが生まれました。

第一回厚生省交渉（九七年九月）

私たちは厚生省に対する要望書で次の三点を求めました。

一、旧優生保護法の下で強制的に不妊手術をされた人、および「不良な生命」と規定されたことで誇りと尊厳を奪われた全ての障害者に謝罪し、補償を検討すること。

二、旧優生保護法が、いかに障害者の基本的人権を侵害してきたかを明らかにするため、歴史的事実（被害者の実態）を検証すること。

三、障害をもつ女性への違法な子宮摘出について、早急に調査を行うこと。今後二度と繰り返させない対策、被害者を総合的に救済する対策を講じること。

子宮摘出についても取り上げたのは、これが優生保護法にも違反した行為でありながら、なお優生手術や優生思想そのものが同法で規定されていることが拠となって、施設の中で障害をもつ女性の月経の介助の手を省いたり、妊娠を防止する目的で行われてきましたし、現在も行われている恐れが大きいからです。障害者の性と生殖の否定という意味で、強制不妊手術と同じ問題です。不法な子宮摘出はまた、女性の身体が、たやすく手を加えられてしまう状況におかれていることも示しています。

要望書に対して厚生省は、「優生保護法の下では優生手術は合法であった。優生保護法が現代社会にそぐわない法であったとしても、すでに改正がなされている。また子宮摘出は、優生保護法にも反するもので、同法とは別の問題である。もし、法に則らず本人の同意をとらない手術があったなら、教えてほしい」と回答。つまり、優生保護法が改正されたことで問題は終わった、もし問題のある優生手術や子宮摘出があったのなら、その具体的な例を示してほしいというのです。厚生省のこうした回答ぶりは明らかに責任回避ですが、しかし一方で私たちは、当事者が直接訴えることができる状況をつくる必要があると痛感しました。

第一回「被害者ホットライン」を開設（九七年十一月）

このような経過から、求める会は九七年十一月十三日、緊急集会「北欧だけじゃない強制不妊手術日本政府の謝罪は?」を開催し、そこで、強制不妊手術被害者ホットラインの開設を発表しました。そのことはマスメディアによって報道されました。

ホットライン（第一回）は、九七年十一月二十四（月）、二十五（火）、二十六（水）の三日間開設。毎日三人のスタッフが、午後二時から七時までの間、電話を受けました。対象は、次のような方々としました。

・手術のときに同意をしたか否かを問わず、優生手術を受けて不本意だったと思っている人
・優生学的な考え方から、子宮を摘出された女性
・これらの手術を身近に知っている人

宣伝は必ずしも充分ではなかったと思いますが、それでも二桁近い関係者から声が寄せられました。これはテーマの性格から言って予想を上回る結果です。

ホットラインの結果をまとめると以下のとおりです。

■**かかってきた電話の本数と内容（三日間の合計）**

○電話の本数
　当事者本人からの電話……………五件
　関係者からの電話…………………二件

○訴えの内容
　パイプカットに関するもの………二件
　卵管結紮《けっさつ》に関するもの…………一件

子宮摘出に関するもの……………………四件

○手術に際して説明・同意の有無など
説明がなかった……………………二件（パイプカット、子宮摘出各一件）
本人が同意した…………………一件（パイプカット）
家族が同意した…………………三件（子宮摘出二件、卵管結紮一件）
福祉事務所が奨めた………………一件（子宮摘出）

＊同意した計四件のうち、本人及び家族の三人が「しかたなく同意した」「同意させられた」と語っていました。残りの一件は家族の同意の経緯が不明です。
＊当日以外にも電話と手紙で、経験談や意見が寄せられています。
＊なお、集計には入れませんでしたが、強制不妊手術というより医療過誤、あるいは病気の治療に対する不信を訴えるケースもありました。これらのケースからは、インフォームド・コンセントが充分でない場合、当事者が不安を抱きがちであるという状況が伺えます。

■電話と手紙によって寄せられたいくつかの事例

ホットラインに寄せられた事例から、優生手術の問題性を如実に示すいくつかの例を以下に挙げます。

電話(1)：パイプカットを受けた男性から

現在七〇歳近い男性。一九六〇年代の前半に、性感染症の治療中に医師に奨められ、パイプカットを受けた。内心納得していなかった。ところが術後に全身の震えが止まらなくなり、そのため投薬を受けたが効果がない。年齢とともに、震えは強くなってきている。

電話(2)：子宮摘出を身近に知った三十代の女性から

十年ほど前、助産婦として勤務していた病院で、知的障害と思われる女性の子宮摘出を身近にした。その女性は当時十代後半から二十代前半で、月経時に情緒不安定になるということで施設から入院。家族の同意書があった。子宮の奇形があったが、温存手術の範囲と思われた。妊娠不能となる子宮全摘手術を適用する理由は見あたらず、疑問を感じた。そのことを言っても、まわりの医療従事者は「しかたがない」という態度ばかりだった。今はその職場を離れているが、割り切れない思いが残っている。

電話(3)：子宮摘出をされた女性のお兄さんから

今から三十数年前、本人が十八〜九歳のときに、東京南部のある区で福祉事務所に知的障害者施設入所の申し出をした。そのとき、福祉事務所のケースワーカーから「子宮を摘出しないと施設に入れない」と告げられ断ることができず、仕方なしに紹介された近くの病院で手術を受けさせてしまった。その病院から施設に移り、現在もそこに入所している。今考えてみると、恐ろしいことを要求されたと思う。
知的障害者の人権を守るべき福祉事務所のケースワーカーが、子宮摘出を入所条件として示すという行為は許しがたい大きな問題です。

手紙(4)：子宮摘出を身近に知った施設職員（女性）から

一九七一年（推定）。某知的障害者更生援護施設に入所中の女性障害者に対して行われた子宮全摘手術について。この女性は当時二十代半ば。施設内で特定の男性と性的な関係をもっていると疑われ、職員一同は、管理・監督しきれないとの判断のもと、この女性の子宮全摘手術を外部の医療機関に依頼。施設側は両親には説得をしたものの、本人の女性には「お腹の病気」の手術と虚偽の説明。手術後、この女性は時々、腹痛を訴えるようになり、外見も老け、気分的にも沈みがちになった。本人には術後もきちんとした説明がなされていない。

手紙(5)：優生手術を受けた女性から

東北地方のA市在住の女性五一歳。一八歳のとき、勤め先の関係者と民生委員が父親に彼女の優生手術を奨めた。父親が承諾して、手術を受けさせられた。
（彼女は現在、同じように知的障害であるから、精神障害であるから、ハンセン病であるからと、優生手術を受けさせられた方々と連携し、国に謝罪を求めていきたいと訴えておられます。）

■ホットライン（当日以外の電話・手紙を含む）の結果から言えること

限られた期間の電話及び手紙でしたが、次のことが言えると思います。

・旧優生保護法第三条（本人の同意を前提）適用でありながら、その実、本人の同意を得ていない不妊手術やさらにはまぎれもなく違法な子宮摘出が広く行われてきたことが推測される。
・時期は一九六〇年代前半に集中しているが、近いものでは十年ほど前の例もあった。
・福祉事務所が施設入所の条件として子宮摘出を奨めていたことには驚く他はありません。
・当事者が受けたのは身体的な被害だけではない。人間としての誇りを傷つけられたという想いを、二十年、三十年と持ち続けている。
・手術を受けさせた家族、福祉施設や医療現場の従事者の側にも傷を残し、忘れられない出来事になっている。

第二回厚生省交渉（九八年六月）

私たちは第一回ホットラインの結果をまとめて、九八年六月二十六日に厚生省に提出し、交渉を行いました。その時当局に訴えた私たちの主張は、おおむね次の二点に集約されます。

一、ホットラインから、当事者の方々は身体にも心にも深い傷を負っておられることが明らかになった。

二、三日間のホットラインによっても、これだけ訴えが寄せられた。国は被害者の実態を検証し、謝罪と補償に取り組むべきである。

これに対し、当局は次のような回答をしてきました。

一、プライバシーの問題があり、調査は無理。

二、当事者の方々にはお気の毒である。

「お気の毒」と言いながらも、それ以上謝罪と補償に取り組む姿勢は全く見られませんでした。

「強制不妊手術に補償がないのは遺憾」と国連が日本政府に勧告（九八年十一月）

一九九八年十一月五日、ジュネーブで開かれていたた国連・規約人権委員会で、日本政府の第四回定期報告書に対する「最終所見」が採択されました。日本政府の報告書とは、九七年六月に提出された「市民的及び政治的権利に関する国際規約に関する日本政府報告書」で、国際人権規約にもとづいて、五年ごとに締約国が報告書を送り規約人権委員会が審議を行う、その第四回目でした。「最終所見」とは同委員会が審議の上で出す意見書です。

その年の夏、ＤＰＩ（障害者インターナショナル）日本会議は日本政府の報告書に対するカウンターレポートを国連の同委員会に提出していました。そこには、女性障害者に対する強制不妊手術の問題も盛り込まれていて、同委員会がそれを重視し、「最終所見」の第三一項で次のように言及しています。

三一　委員会は、女性障害者に対する強制不妊手術が廃止されたことを認識している一方で、強制不妊手術にさらされた人々への補償を受ける権利を法律が規定していないことを遺憾とするものであり、必要とされる法的措置がとられることを勧告する。

第二回「被害者ホットライン」の開設（九九年一月）

さらに私たちは一九九九年一月十、二十四、二十五、二十六日の四日間にわたって、第二回ホットラインを開設しました。今回は、東京のほか、札幌、仙台、大阪、熊本でも同時に開設されました。東京ホットラインの結果は以下のとおりです。

■かかってきた電話の本数と内容

○電話の本数

当事者本人からの電話……………一（十一）※

関係者からの電話…………………一（十一）※

○訴えの内容

卵管結紮に関するもの……………………一
子宮摘出に関するもの……………………二（＋一）※

○手術に際しての説明・同意の有無など
説明がなかった……………………二（＋一）※
本人が同意した※※………………一

※　未確認（電話三本）
※※「同意」はインフォームド・コンセントに程遠いもの。

集計ケース以外に、五件の電話がありました。
・教育における差別、不妊手術、その他の婦人科手術、性の悩みについて、などです。

該当事例の主なものを以下に挙げます。

電話(1)：精神病院で子宮摘出被害者と会った
十年くらい前、自分が看護実習で精神病院に行ったときの話。その病院に、座ってばかりいる女性の患者さんがいた。「生理の世話が大変なので子宮をとったのよ」と病院の看護婦さんから聞いた。ご本人は当時三十代で、知的障害をおもちのようだった。会話などは全くなかった。

電話(2)：子宮摘出後、精神的に不調となり入院（入院中の精神病院にあるピンク電話からなので、三回とも短くてすぐ切れた、）昭和四十年代のこと。子宮筋腫となり、子宮を摘出された。その後、精神的に調子が悪くなり、今は入院中。来月退院する。現在は夫と暮らしている。新聞の記事を読んでこの会に是非入れて欲しいと思った。

電話(3)：知り合いの知的障害者があるいは……知り合いの知的障害者（女性、現在四十代、施設で暮らしている）が、五、六年前に「子宮筋腫」の手術を受けたと聞いた。しかし、何か別の理由で手術されたのではないかと気にかかっている。テレビと新聞を見て、「ひょっとしたら」と思い電話した。

以上の例は、第一回ホットラインと比べ、未確認の要素が大きい。優生手術に関する実態の解明の困難さを示しています。

なお、このあと私たちの追及するテーマは「強制された不妊手術」だけではなく、むしろ「優生手術」そのものにあることを確認し合いました。手術が「強制」か「同意」かという点よりも「優生」

であったことこそが問題だからです。

これまで記したことから、子宮摘出も含めた優生手術は、個々の現場でたまたま単発的に行われてきたのではなく、精神病院・入所施設での処遇を容易にするために広く行われていたこと、つまり、構造的な問題であることが分かります。精神病院や入所施設の閉鎖的環境（勤務条件等）、医療従事者、施設職員などがそのような行為に踏み込んでしまいがちな状況そのものを変えなければ、問題は解決しません。

「あれから三年――『優生保護法』は変ったけれど」集会を開く（九九年十月）

一九九九年十月十六日、求める会は久方ぶりに集会を開きました。運動が充分な展望を見出せないまま月日が過ぎていく状況を打破するために、戦後のドイツでナチス時代の優生政策を追及し、被害者への謝罪と補償を連邦政府から勝ち取った運動に学びつつ、運動を深化させようとの位置づけで、この集会はもたれました。集会におけるAさんの発言、ドイツからお招きしたクリスティーネ・テラーさんのアピールなどは別稿にあります。

第三回厚生省交渉（九九年十月）

集会の翌々日、求める会は集会に参加した優生手術被害者のAさん、広島の佐々木さん、ドイツのテラーさんらとともに厚生省交渉を行いました。求める会はこの日も、第一回交渉で提起した要望三点をめぐって追及しましたが、全く新しい顔ぶれの当局側は「優生手術は合法的になされた。従って調査は不要」の繰り返し。こちらが「以前の交渉で、法に則らず同意を取らない手術の具体例があれば示してほしい、と言ったからホットラインを行い、今日も当事者が出席した」と追及しましたが、「人権には充分配慮されていた。調査の予定はない」を繰り返すのみでした。

最後に、私たちはなお訴え続けます。

優生手術は子宮摘出も含め、過去だけでなく今も起きている問題として、政府は、関係施設・医療機関・福祉事務所に対し、早急に調査を行うべきです。そして被害者への謝罪と補償を行い、今後の防止策をうち建てる責任があります。

（やまもと・かつみ……心理相談員）

二　「産む産まないは女《わたし》が決める」そして、「産んでも産まなくても、私は私」

大橋由香子

「優生手術に対する謝罪を求める会」（以下「求める会」と略す）の活動を振り返るとき、優生保護法をめぐるさまざまな運動の積み重ねを思い起こさずにはいられない。とくに、いわゆる「女性グループ」と「障害者グループ」の何回にもわたる話し合い、批判と反批判、そして共同作業の延長線上に、「優生手術に対する謝罪を求める会」の活動があると言えるだろう。

それは、「グループ」ごとのやりとりにとどまらない。むしろこの活動に関わる一人ひとりが、「産まない」「産めない」「産む」ことをどのように考えたり感じたりし、どのような体験をしてきたのかを抱えながら、法律や制度に向かっていったプロセスだったと思う。

「求める会」の前身が「母子保健法改悪に反対し、母子保健のあり方を考える全国連絡会」そして「なくそう優生保護法・堕胎罪、かえよう母子保健全国連絡会」（以下、全国連絡会）だったことは、二一七頁にあるとおりだが、ここでは「全国連絡会」だけに限定せず、その周辺の動きもふくめて、現在の「求める会」の特徴を形づくっていると考えられる出来事や議論の中身を紹介してみる。

当然のことながら、客観的な通史ではなく、「ＳＯＳＨＩＲＥＮ女《わたし》のからだから」（九六年までは「阻止連」）という一女性グループのメンバーでもあり、「求める会」にかかわっている私から見た限定つきのものになる。

「全国連絡会」は、日本の人口政策に対して、さまざまな立場から異議を唱えていた。皮肉なことに、優生思想に根ざしたこの国の差別的な人口政策のおかげで、障害者解放運動、女性解放運動、自治体労働者の組合運動、臨時職員の運動にかかわる人、医療関係者などが同じ場に集まることができた。

ここで、「全国連絡会」の名前に出てくる三つの法律の関係を見ておこう。

一八六八年に明治政府がいち早く堕胎の禁止令を出し、一八八〇年に刑法に堕胎罪を規定してから、二十一世紀の現在まで、堕胎（中絶）をした女性は処罰の対象とされてきた。しかし、優生保護法（一九四八年）にあてはまる場合のみ中絶が許されるという二重構造になっており、それは優生保護法が母体保護法と変わった一九九六年以降も引き継がれている。

つまり、原則として、妊娠したら女は産むべき、中絶してはいけないと堕胎罪で定めたうえで、優生保護法（母体保護法）にあてはまる場合は中絶を許可する――これが、三つの法律の関係である。そして、優生保護法は「産むべきではない」という人間を国家が規定して、彼女／彼らには中絶も不妊手術（卵管結紮、パイプカット）もできるし、場合によっては本人が望んでいなくても強制力を用いて中絶や不妊手術をさせていた。（優生保護法の前身は一九四〇年にできた国民優生法である。）

一方で、一九六五年にできた母子保健法は、子どもを産み育てるということに鑑《かんが》みて、女性のからだ（母性）を保護しようという法律。次代を担う子どもたち（＝将来の労働力）が「健全に」育つためには、妊娠中の女性のからだの健康管理が大切だし、赤ちゃんが生まれてからは乳幼児健診を通じて「ちゃんと」成長しているかどうかチェックすることが大事になる。戦時中にできた妊産婦手帳を前身とする母子健康手帳も、母子保健法に定められている。

「早期発見・早期治療」という一見「よいこと」を通じて、障害や「異常」のある子どもたちを振り分けたり、母親たちの育児不安をあおる結果になったりもしている。優生保護法と母子保健法の理念が合体したところに、一部の「障害」を妊娠中にチェックできる羊水検査などの出生前診断技術ができると、今度は「不幸な子が生まれない運動」など胎児段階での「生命の質の管理」も生まれてきた。

このように、堕胎罪─優生保護法─母子保健法は、第二次世界大戦前から戦後を通じての人口政策（量の調節と質の管理）の中心的な法律＝行政なのである。

しかも、堕胎罪の「女は産むべし」というイデオロギー、母子保健法（行政）での母と子をセットにした考え方など、「女は子どもを産んで初めて一人前」という常識が根強く生きてきた。こうして、障害のない女には、子どもを産むこと・育てることが期待され、強要される。

そのなかで、「産めない」女性は「石女《うまずめ》」として差別され、中絶を選ぶ女は「鬼のような女」と非難され、ともに肩身の狭い思いをさせられてきた歴史がある。女性解放運動は、産まない女性が差別されない社会、産むか産まないかを女が決められることを要求してきた。

さて「全国連絡会」ができるきっかけとしては、一九八二年の優生保護法改悪（経済的理由を削除して、実質的に堕胎罪を機能させて中絶を受けにくくする動き）への反対運動がある。

優生保護法改悪反対運動のなかでは、「産むのは私たち、産まないと決めるのも私たち」「産む産まないは女《わたし》が決める」などという主張を通じて、女性解放グループ、労働組合や草の根の反戦・市民運動に関わる女たちが、選択の自由、自分で決めることを求めた。

それは、避妊手段がないなかで、戦前は「産めよ増やせよ」と赤ん坊を産み育て、戦後は避妊が普及する前に人工妊娠中絶によって子どもの数を減らし経済復興を成し遂げるという形で、いつも国策を担わされ、人口管理政策のターゲット（対象）にされてきた歴史と現実に対しての、「自分たちが決める」「選ぶ」という女たちの願いであった。

しかし、「産む産まないは女《わたし》が決める」「選ぶ」という主張には、選ぶことさえ許されない人たちの存在を無視しているのではないか、という反発があった。「自分たち障害者は、そもそも産むか産まないかを決めたり選んだりする自由が奪われている」「優生保護法において障害者の存在そのものが否定されていることをどう考えるのか」という批判が、障害者グループや介助者たちからなされてきた。

胎児に障害がある場合は中絶できると法律で規定する「胎児条項」は、八二年の優生保護法改訂案には登場しなかったが、七〇年代前半に「胎児条項」新設の改悪案が出ていた。産むか産まないかを選べることを求める女たちの声（それは胎児の状態にかかわらず、そもそも産めないときの中絶をさすのだが）は、障害ゆえに自らの存在を否定されてきた障害者たちに、「胎児に障害があったら産まないことを選ぶのか!?」という疑問と憤りを呼び起こした。

こうして、後に研究者たちから「女性グループと障害者グループの対立」と記述されるような状況が、七〇年代にひき続き八〇年代にも生まれた。

しかし同時に、「対立」は、人口政策を行う側にとって好都合なもので、むしろ運動を分断するものである、お互いの立場や状況の違いを認識しあいながら、一緒に行動していくことが大事なのではないか、という問題意識も八〇年代には芽生えていた。

優生保護法から「経済的理由」を削除しようという動きは、運動の成果もあって、ひとまずおさまった。反発の大きい経済的理由の削除や胎児条項新設など優生保護法に手をつけるのではなく、今後は母子保健法を通した子産みへの管理が厳しくなると考えた人々によって、「全国連絡会」がつくられていった。「全国連絡会」は、「対立」を乗り越え、一緒に行動していこうという問題意識に支えられていた。

また、一九八六年に『ヴァンサンカン』という雑誌に載った「よい血を残したい」という差別記事に対して、優生保護法改悪反対運動にかかわってきた障害者グループ、女性グループが一緒に糾弾闘争を行ったことも、その後の連携やネットワークづくりに大きな意味をもたらした。

こうして「全国連絡会」は、母子保健法や優生保護法をめぐる問題を糸口にして、女性グループと障害者グループが顔を合わせる〈場〉になっていった。

八〇年前後のころから、障害者グループ、とりわけ障害をもつ女たちが、子宮摘出のことを語りだした。月経の介助が大変だから、妊娠したら大変だからという理由から、本人の気持ちを無視した手術が行われている事実が明らかになっていった。摘出しなければ施設に入れないため、自ら進んで受けるような状況に追い込まれたケースもあった。

優生保護法では「生殖腺を除去することなしに」行う不妊手術のことを規定しているので、こうした子宮摘出は、優生保護法にすら違反している。しかし、障害者は子どもを産むべきではないという優生保護法の考え方が、子宮摘出を許してきてしまった。

一方で、一九八〇年に表面化した富士見産婦人科病院事件に象徴されるように、医療の現場では、女性患者の子宮や卵巣が軽く扱われ、医学的な必要性のない摘出手術がなされていた。富士見病院ほど無茶苦茶ではないにしても、子宮筋腫が一定の大きさ以上なら、本人の自覚症状や気持ちに関わりなく、子宮を摘出したり、これから子どもを産まないならもう子宮は必要ないだろうと言われて摘出されたりするケースもあった(注)。

さらにこの時期、人工授精や体外受精などの生殖技術が次々と開発され、なかなか妊娠しない不妊の人への「福音」として、技術が宣伝され利用されるようにもなっていった。しかし、生殖技術を実際に利用する女性たちは、親戚や周囲の人、そして医療関係者の心ない言葉に傷つけられていた。正確な情報が得られず、治療の副作用やなかなか妊娠しない現実に心身ともに疲れている人も多い。彼女たちは自助グループ(フィンレージの会)をつくり、活動を始めていった。

女のからだ、子宮や卵巣、「産む」という機能が、国家や法律、家父長制、医療など、さまざまなものによって支配・管理され、搾取され、傷つけられている。抑圧の現れ方は異なっているけれど、その違いによって対立したり反目したりするのではなく、共有できるところ、一緒にできることを探っていこう……次第にそうした気持ちが強くなっていったように思う。

そうした試みはさまざまな〈場〉で、いろいろな人によってなされていった。「全国連絡会」もその一つだろう。私がかかわった阻止連は、八四年から国連の人口会議に対抗する民間女性グループによる「女と健康国際会議」で堕胎罪・優生保護法の問題点を訴え続け、その流れは、九四年のカイロの「人口開発会議」ＮＧＯフォーラムにもつながっていった。

そして、九五年北京の「世界女性会議」のＮＧＯフォーラムでは、ＤＰＩ女性障害者ネットワーク、阻止連、フィンレージの会が一緒に主催して、「優生保護法って何?」というワークショップをもった。

広い会場で、以下のような呼びかけのビラ（日本語、中国語、英語）を壁に貼り、世界各地から参加している女たちに配ってまわった。

〈私たちのワークショップにぜひご参加ください!!〉

●優生保護法って何?　女性障害者への性的虐待。生殖技術と女の自己決定権●

日本には、「不良な子孫の出生を防止する」ことを目的とした「優生保護法」という法律があります。「不良な子孫」とは、障害者のことです。そして、遺伝性の障害や病気をもっているひとには、医師の判断で「優生手術（不妊手術）」を強制することができるのです。恐ろしいことだと思いませんか？

この法律のもとで、多くの女性障害者に対し、「どうせ子どもを産むことはできないし、月経の介助が大変だから」と子宮摘出手術が行われてきました。

この法律を参考にして、台湾、韓国、中国などにも同様な法律が作られています。私たちは、日本がリーダーシップを取ってアジアに、そして世界に優生思想を広めていくことを危惧しています。

あらゆる生命は、本来対等でかけがえのないものです。私たちは、どのような障害をもとうと、人生を十分に楽しみ、充実させていくことができると信じています。

優生思想をなくし、あらゆる生命が大切にされていくために、このワークショップでいっしょに考え、話し合いましょう。

●子宮てきしゅつもんだい　Y・A（知的障害をもつ女性）●

子宮てきしゅつもんだい　というのは、知的障害のある女性の　子宮を　びょうきでもないのに、しゅじゅつして　とってしまうことです。せいりのしまつが、たいへんだという　りゆうです。もうひとつの　りゆうは、知的障害の女性が　にんしんしてはこまるから、にんしんしないように、まえもって　しゅじゅつして　とってしまうことです。

わたしたちだって、しょうらいは、結婚して、子どもをうみたい人もいます。子宮を、とってしまえば、結婚しても、子どもをうむことは　できなくなります。これは、本人のいしをむしして、おやや、かんけいしゃが　かってに　きめたことです。

わたしは、知的障害者にも、なっとくするせつめいを、してほしいとおもいます。

知的障害者は、じぶんで　ものごとを　きめられないとか、はんだんが　できないとか　いわれています。わたしは、それは、ちがうと　おもいます。

わたしたちは、なんでも　かんがえて、じぶんで　きめられると　おもいます。

みんなも　そう　おもいませんか。

子宮を　とってしまうという、おそろしいことは、やめてほしいと　おもいます。みんなは、どう　おもいますか。


ワークショップでは、日本の女たちの訴えのあと、会場から次のような発言があった。

「私は中国の産婦人科のドクターだが、日本の九州の大学医学部の産婦人科で、一六歳の障害をもつ患者さんにあった。その子の父、母、祖母が『先生、この子の子宮はいらないです』というので、私はびっくりした。『まだ一六歳で将来どうするの？　母になる権利は？』と陰で聞いたら、『中国と日本は違うよ。日本には優生保護法がある』と言われた。だれも母になる権利を奪うことはできない。私は、彼女の問題は絶対に許せないと思いました」

「オーストラリアで、意志をうまく言語化できない人たちに、セクシュアリティや自分のからだをケアすることを伝える教育をしている。オーストラリアでも、子宮摘出とか、不妊手術、避妊薬などが、障害をもつ女性に対して使われている」

このワークショップでは、障害をもっていて子どもを産んだ女、子どもを産まない女、障害がなくて子どもを産まない女、産んだ女、不妊のために子どもを産まない、産めない女、などなど、実にさまざまな女たちが参加していた。立場や状況によって、その女に国や社会が期待する役割は違ってくるし、強制される生き方も異なる。しかし、そうした勝手な期待や強制こそが問題であり、それをなくし、一人ひとりが自分の生きたいように生きられること、どんな自分であっても自分を大切に、愛しく思えること、それが大事なのだということを、感じ合えることができたような気がする。

一九九六年に優生保護法から優生部分がなくなり母体保護法になった。優生保護法の何が問題だから法律を変えたのか、どこがどう差別だったのか、優生保護法下でどのような人権侵害がなされたか——こういった検証は全く行わないまま、国会も厚生省（現、厚生労働省）も知らん振りをしている。

これに対して、九六年以降、優生部分を削除するだけでは不十分であり、堕胎罪—母体保護法—母子保健法という人口管理政策の発想そのものが人権侵害なのだということ、出生前診断技術が開発されることで胎児段階での障害をチェックするのは新たな優生思想になる危険があることを、それまでの運動にかかわってきたグループや個人が訴えてきた。このような流れの一つとして、「求める会」の活動が発展し、さらに新しい出会いが生まれている。

「求める会」とはまた別の流れで、一九九九年には、「母体保護法改訂を考えるネットワーク」というゆるやかなネットワークができた。これまでの優生保護法をめぐる運動では、あまり一緒に行動することのなかった障害児の親たちも参加している。

様々な流れのなかで、いろいろなグループや、グループを結ぶネットワークが生まれていく。メンバーの顔ぶれは、その時々で入れ替ったり、新しい人が加わったり、縁遠くなってしまう人やグループがいたりする。みんなそれぞれの生活や活動のテーマがあるので、当然のことだと思う。

産むことや生まれてくることを奪われたり、逆に産むことを強要されたりすることなく、多様な生き方、人生が尊重される社会をめざしているという意味で、これらの流れの底流には、共通する思いがある。

決して簡単なことではないけれど、産んでも、産まなくても、産めなくても、私は私、と肯定できる社会、どんな「私」でも、かけがえのない存在として尊重される世の中をつくっていきたいと思う。

注　M・ダラ・コスタ著『医学の暴力にさらされる女たち』（勝田由美他訳、インパクト出版会）所収の解説「日本における『子宮摘出』について――産婦人科医療と優生思想の連続性」（大橋由香子）参照。

（おおはし・ゆかこ……フリーライター）

三　初版発行以降の「求める会」の活動：優生手術からの人権回復をめざして

山本勝美

飯塚さんが日本弁護士連合会へ人権救済の申し立て

一九九七年に「強制不妊手術被害者ホットライン」の第一回目を実施した際に被害を訴えてこられた飯塚淳子さん（仮名）のケースは、優生手術が福祉の名の下に、地域ぐるみで行われていたことをうかがわせます。本書一〇ページにもあるように、飯塚さんは中学三年で軽度知的障害児施設入所、卒業と同時に民間の職親[注1]に委託されています。一六歳のとき、民生委員が職親と連絡をとり、職親は飯塚さんを県精神薄弱者更生相談所に連れて行き、障害判定を受けさせました。また、民生委員と職親は、父親に手術同意の捺印を強いていました。こうして飯塚さんは、宮城県中央優生保護相談所附属診療所において優生手術を受けさせられたのです。

飯塚さんは、ご自身に関する公文書（優生手術台帳）を求めて、宮城県に対して個人情報開示請求をされてきました。それに対して県当局は、飯塚さんが優生手術を受けた昭和三十七年度の文書だけが全く見当たらないとし、今日もなお開示されていません。

二〇〇四年、優生手術に対する謝罪を求める会（以下、「求める会」）は、宮城県の浅野史郎知事（当時）に対して、実態解明や資料保存を求める公開質問状を出しました（追加資料2）。障害者（特に知的障害者）がどこにどう住むかという問題提起もしています。これは二〇一六年に起きた相模原市津久井やまゆり園の事件でも議論になった、福祉のあり方とも関連します。

また、坂口力厚生大臣（当時）宛「優生手術に対する謝罪を要求する要望書」の賛同署名（二七一頁）を集めてきましたが、大臣に直接会って手渡すには厚い壁があり、まだ実現していません。二〇〇三年には自民党の南野知恵子参議院議員（当時）に、飯塚さん、佐々木千津子さん（二三頁）が直接会い、要望書の内容を訴えました。一時は坂口厚生大臣の秘書から「躊躇しないで何でもいいから話を持っていらっしゃい」と言われ、秘書に趣意書を手渡したこともあります。ところが後日連絡すると「これは大変に大きな問題で、私の力で解決できる課題ではありません」という回答が返ってきました。

その後、宮城県内で電話による無料法律相談が行われた際に、飯塚さんが新里宏二弁護士と出会えたことから、法的な対応の検討が始まりました。二〇一五年六月二十三日、飯塚さんは新里弁護士の支援のもと、日本弁護士連合会へ「人権救済申し立て」を行い、その報告集会として「求める会」は議員会館での院内集会を開催しました。院内集会は多くのマスコミの取材を受け、これを機に優生手術に関する報道が広範になされ、広く一般の人々の関心を喚起しました。中でも二〇一六年七月六日のＮＨＫ・Ｅテレ『ハートネットＴＶ』のシリーズ「障害がある女性」（第二回）で「本当は産みたかった――強制不妊手術・五四年目の証言」において、飯塚さんの被害証言が報道されました。同時に「求める会」の連絡先も表示していただき、その結果、五名の方から訴えがありました。

とりわけ、岩手県の片方《かたがた》司さんは、優生保護法が母体保護法に変わった後の二〇〇三年に、公立病院精神科へ入院中に、不妊手術（パイプカット）を強要され、不本意にも同意させられました（追加資料8）。その後、NHKの番組をご覧になり、「これは自分の問題と同じだ」と感じて「求める会」に連絡して下さいました。男性にとっても、不妊手術により心身両面で失ったもの、傷ついたものは、とても大きいと訴えておられます。優生手術はややもすれば女性にかかわるものと捉えられがちですが、両性の問題として捉える必要もあるのではないでしょうか。

続く国際機関の勧告と日弁連意見書、新たな被害者も声を上げる

国際的な勧告と、日本政府との認識の隔たりは依然として大きいものがあります。一九九八年の国連規約人権委員会の勧告（二七五頁）の後も、日本政府は被害者への補償や法的措置に取り組みませんでした。そのようななか、二〇一四年、日本政府は障害者権利条約を批准しました。第二十三条に障害者が生殖能力を保持することが明記されたことは、大きな意味があるといえるでしょう。

そして、二〇一六年二月、DPI女性障害者ネットワーク、SOSHIREN女《わたし》のからだからのメンバーは、ジュネーブの国連女性差別撤廃委員会（CEDAW）に働きかけ、同委員会は三月七日、日本政府に対し、一段と厳しい勧告を投げかけました。（障害者権利条約とCEDAWについては、三二五頁と、二八九頁参照。）

CEDAWの勧告を受けて三月二十二日、福島みずほ参議院議員の国会質問に対して、塩崎恭久厚

生労働大臣（当時）は、「ご本人から厚労省に御要望があれば、職員が本人から御事情を聞くということで、厚労省としても適切にしっかりと対応したい」と答弁しました。その結果、母子保健課の担当者と、飯塚さんや「求める会」との面談（ヒアリング）が開催され、六回継続しています。

一方、二〇一七年二月二十二日、日弁連は「旧優生保護法下において実施された優生思想に基づく優生手術及び人工妊娠中絶に対する補償等の適切な措置を求める意見書」（追加資料4）を厚労大臣に提出しました。画期的なことです。「求める会」が二〇年間追及してきた優生手術の被害者に対する補償や謝罪などの適切な措置を国に要請したのです。さらに、七〇年代から撤廃が求められてきた優生保護法の柱である優生思想を鋭く批判しています。(注2)「求める会」も意見書を発表しました（追加資料5）。

さらに新しい展開がありました。日弁連の意見書の報道を見て、佐藤路子さん（仮名）が、新里弁護士の事務所に連絡してこられたのです。路子さんの夫の妹・佐藤由美さん（仮名）が一七歳のとき（後に情報開示で一五歳だったと判明）不妊手術を受けさせられたと義母から聞き、路子さんは納得できない思いをずっと抱えておられました（追加資料7）。

二〇一七年には、宮城県議会への働きかけも始まりました（追加資料6）。宮城県は、飯塚さんや佐藤さんが住んでおり、第四条、第十二条による優生手術の件数が北海道に次いで多い県でもあります。(注3)飯塚さんの優生手術台帳は、再三の情報開示請求にもかかわらず、その年だけ存在しないとされ続けています。一方、佐藤さんは優生手術台帳が開示されました（一行のみの簡単なもので、事実に反する記述もありました）。その後、路子さんも厚労省との面談に参加しましたが、当時は適法と繰り返す担当課の態度に、裁判に踏み切ることを決心され、二〇一八年一月三十日、提訴したのです。

ここ数年「求める会」は、年表（追加資料1）にあるように折りに触れて集会を開いてきました。参加者からは、このような人権侵害が戦後に行われ、九六年まで優生保護法が存在したこと、その後の政府の無対応に、驚きと怒りの感想が寄せられました。飯塚さんの長年のねばり強い闘いと「求める会」などの活動は、着実に広がり、宮城以外の都道府県に関しても、事実発掘の努力がなされています。

相模原事件の悲劇を繰り返さないためにも、過去に向き合い、優生保護法の実態調査と被害者への謝罪や補償が必要です。それが実現するときまで、「求める会」は他のグループと協力しながら裁判を支え、立体的で多様な活動を続けていきます。

注

1　本書一五頁にも出てくる職親とは、知的障害者を預かり、社会適応できるよう指導訓練をする人。精神薄弱者福祉法（当時、現在の知的障害者福祉法）に定められていた。

2　優生保護法下では「対象者の自己決定権及びリプロダクティブ・ヘルス／ライツを侵害」との日弁連意見書の自己決定・同意のあり方に関する論旨は、医療の「インフォームド・コンセント」や障害児の親権者のインクルーシブ教育への自己決定に対しても優れた指針となる。（丸本百合子・山本勝美著『産む／産まないを悩むとき――母体保護法時代のいのち・からだ』四三－四六頁、岩波書店、二〇〇〇年、参照。）

3　二〇一六年四月から始まった厚労省担当課との面談において、都道府県別の第四条と第十二条による手術件数の開示を要望し、回答があった。合計件数が多いのは、北海道（四条：二五一二件、十二条：八一一件）、宮城県（四条：一三五五件、十二条：五一件）だった。人口に占める割合でも、この二道県は高い傾向がある。

資料1　優生保護法・母体保護法

（傍線が変更部分）

優生保護法（昭和二十三年七月十三日法律第百五十六号）	母体保護法（昭和二十三年七月十三日　法律一五六　法律改正　平成十三年）
第一章　総則	第一章　総則
第一条（この法律の目的） この法律は、優生上の見地から不良な子孫の出生を防止するとともに、母性の生命健康を保護することを目的とする。	第一条（この法律の目的） この法律は、不妊手術及び人工妊娠中絶に関する事項を定めること等により、母性の生命健康を保護することを目的とする。
第二条（定義） 第一項　この法律で優生手術とは、生殖腺を除去することなしに、生殖を不能にする手術で命令をもつて定めるものをいう。 第二項　この法律で人工妊娠中絶とは、胎児が、母体外において、生命を保続することのできない時期に、人工的に、胎児及びその附	第二条（定義） 第一項　この法律で不妊手術とは、生殖腺を除去することなしに、生殖を不能にする手術で厚生労働省令をもって定めるものをいう。 第二項　この法律で人工妊娠中絶とは、胎児が、母体外において、生命を保続することのできない時期に、人工的に、胎児及びその附

属物を母体外に排出することをいう。

第二章　優生手術

第三条（医師の認定による優生手術）

第一項　医師は、左の各号の一に該当する者に対して、本人の同意並びに配偶者（届出をしないが事実上婚姻関係と同様な事情にある者を含む。以下同じ。）があるときはその同意を得て、優生手術を行うことができる。但し、未成年者、精神病者又は精神薄弱者については、この限りでない。

第一号　本人若しくは配偶者が遺伝性精神病質、遺伝性身体疾患若しくは遺伝性奇形を有し、又は配偶者が精神病若しくは精神薄弱を有しているもの

第二号　本人又は配偶者の四親等以内の血族関係にある者が、遺伝性精神病、遺伝性精神薄弱、遺伝性精神病質、遺伝性身体疾患又は遺伝性畸形を有しているもの

属物を体外に排出することをいう。

第二章　不妊手術

第三条

第一項　医師は、次の各号の一に該当する者に対して、本人の同意及び配偶者（届出をしていないが、事実上婚姻関係と同様な事情にある者を含む。以下同じ。）があるときはその同意を得て、不妊手術を行うことができる。ただし、未成年者については、この限りではない。

（旧第一号から三号　削除）

第三号　本人又は配偶者が、癩疾患に罹り、且つ子孫にこれが伝染する虞れのあるもの
第四号　妊娠又は分娩が、母体の生命に危険を及ぼす虞れのあるもの
第五号　現に数人の子を有し、且つ、分娩ごとに、母体の健康度を著しく低下する虞れのあるもの
第二項　前項第四号及び第五号に掲げる場合には、その配偶者についても同項の規定による優生手術を行うことができる。
第三項　第一項の同意は、配偶者が知れないとき又はその意思を表示することができないときは本人の同意だけで足りる。

第四条（審査を要件とする優生手術の申請）
医師は、診断の結果、別表に掲げる疾患に罹っていることを確認した場合において、その者に対し、その疾患の遺伝を防止するため優生手術を行うことが公益上必要であると認めるときは、都道府県優生保護審査会に優生手術を行うことの適否に関する審

第一号　妊娠又は分娩が、母体の生命に危険を及ぼすおそれのあるもの
第二号　現に数人の子を有し、かつ、分娩ごとに母体の健康度を著しく低下するおそれのあるもの
第二項　前項各号に掲げる場合には、その配偶者についても同項の規定による不妊手術を行うことができる。
第三項　第一項の同意は、配偶者が知れないとき又はその意思を表示することができないときは本人の同意だけで足りる。

（第四条から第十三条まで　削除）

査を申請しなければならない。

第五条（優生手術の審査）

第一項　都道府県優生保護審査会は、前条の規定による申請を受けたときは、優生手術を受くべき者にその旨を通知するとともに、同条に規定する要件を具えているかどうかを審査の上、優生手術を行うことの適否を決定して、その結果を、申請者及び優生手術を受くべき者に通知する。

第二項　都道府県優生保護審査会は、優生手術を行うことが適当である旨の決定をしたときは、申請者及び関係者の意見をきいて、その手術を行うべき医師を指定し、申請者、優生手術を受くべき者及び当該医師に、これを通知する。

第六条（再審査の申請）

第一項　前条第一項の規定によつて、優生手術を受くべき旨の決定を受けた者は、その決定に異議があるときは、同条同項の通知を受けた日から二週間以内に、公衆衛生審議会に対して、その再審査を申請することができる。

第二項　前項の優生手術を受くべき旨の決定を受けた者の配偶者、親権者、後見人又は保佐人もまた、その再審査を申請することができる。

第三項　前二項の規定による再審査の申請は、優生手術を受くべき旨の決定をした都道府県優生保護審査会を経由して行わなければならない。この場合において、都道府県優生保護審査会は、必要な意見を附さなければならない。

第七条（優生手術の再審査）

公衆衛生審議会は、前条の規定による再審査の請求を受けたときは、その旨を、手術を行うべき医師に通知するとともに、審査の上、改めて、優生手術を行うことの適否を決定して、その結果を、再審査の申請者、優生手術を受くべき者、都道府県優生保護審査会及び手術を行うべき医師に通知する。

第八条（審査に関する意見の申述）

第四条の規定による申請者、優生手術を受くべき者及びその配偶者、親権者、後見人又は保佐人は、書面又は口頭で、都道府県優生保護審査会又は公衆衛生審議会に対し、第五条第一項の審査又は前条の再審査に関して、事実又は意見を述べることができる。

第九条（訴の提起）

公衆衛生審議会の決定に対して不服のある者は、その取消しの訴を提起することができる。

第九条の二（争訟の方式）

第五条第一項の規定による優生手術を受くべき旨の決定に不服がある者は、第六条及び前条の規定によることによつてのみ争うことができる。

第十条（優生手術の実施）
優生手術を行うことが適当である旨の決定に異議がないとき又はその決定若しくはこれに関する判決が確定したときは、第五条第二項の医師が、優生手術を行う。

第十一条（費用の負担）
第一項　前条の規定によつて行なう優生手術に関する費用は、政令の定めるところにより、当該都道府県の支弁とする。
第二項　前項の費用は、国庫の負担とする。

第十二条（精神病者等に対する優生手術）
医師は、別表第一号又は第二号に掲げる遺伝性のもの以外の精神病又は精神薄弱に罹つている者について、精神保健法（昭和二十五年法律第百二十三号）第二十条（後見人、配偶者、親権を行う者又は扶養義務者が保護義務者となる場合）又は同法第二十一条（市町村長が保護義務者となる場合）に規定する保護義務者の同意があつた場合には、都道府県優生保護審査会に優生手術を行うことの適否に関する審査を申請することができる。

第十三条

第一項　都道府県優生保護審査会は、前条の規定による申請を受けたときは、本人が同条に規定する精神病又は精神薄弱に罹つているかどうか及び優生手術を行うことが本人保護のために必要であるかどうかを審査の上、優生手術を行うことの適否を決定して、その結果を、申請者及び前条の同意者に通知する。

第二項　医師は、前項の規定により優生手術を行うことが適当である旨の決定があつたときは、優生手術を行うことができる。

第三章　母性保護

第十四条（医師の認定による人工妊娠中絶）

第一項　都道府県の区域を単位として設立された

第三章　母性保護

第十四条（医師の認定による人工妊娠中絶）

第一項　都道府県の区域を単位として設立された

社団法人たる医師会の指定する医師（以下「指定医師」という。）は、次の各号の一に該当する者に対して、本人及び配偶者の同意を得て、人工妊娠中絶を行うことができる。

第一号　本人又は配偶者が精神病、精神薄弱、精神病質、遺伝性身体疾患又は遺伝性奇形を有しているもの

第二号　本人又は配偶者の四親等以内の血族関係にある者が遺伝性精神病、遺伝性精神薄弱、遺伝性精神病質、遺伝性身体疾患又は遺伝性奇形を有しているもの

第三号　本人又は配偶者が癩疾患に罹つているもの

第四号　妊娠の継続又は分娩が身体的又は経済的理由により母体の健康を著しく害するおそれのあるもの

第五号　暴行若しくは脅迫によつて又は抵抗若しくは拒絶することができない間に姦淫されて妊娠したもの

社団法人たる医師会の指定する医師（以下「指定医師」という。）は、次の各号の一に該当する者に対して、本人及び配偶者の同意を得て、人工妊娠中絶を行うことができる。

（旧一号から三号　削除）

第一号　妊娠の継続又は分娩が身体的又は経済的理由により母体の健康を著しく害するおそれのあるもの

第二号　暴行若しくは脅迫によつて又は抵抗若しくは拒絶することができない間に姦淫《かんいん》されて妊娠したもの

第二項　前項の同意は、配偶者が知れないとき若しくはその意思を表示することができないとき又は妊娠後に配偶者がなくなつたときには本人の同意だけで足りる。

第三項　人工妊娠中絶の手術を受ける本人が精神病者又は精神薄弱者であるときは、精神保健法第二十条（後見人、配偶者、親権を行う者又は扶養義務者が保護義務者となる場合）又は同法第二十一条（市町村長が保護義務者となる場合）に規定する保護義務者の同意をもつて本人の同意とみなすことができる。

第十五条（受胎調節の実地指導）
第一項　女子に対して厚生大臣が指定する避妊用の器具を使用する受胎調節の実地指導は、医師の外は、都道府県知事の指定を受けた者でなければ業として行つてはならない。但し、子宮腔内に避妊用の器具をそう入する行為は、医師でなければ業として行つて

第二項　前項の同意は、配偶者が知れないとき若しくはその意思を表示することができないとき又は妊娠後に配偶者がなくなつたときには本人の同意だけで足りる。

（第三項　削除）

第十五条　（受胎調整の実地指導）
第一項　女子に対して厚生労働大臣が指定する避妊用の器具を使用する受胎調整の実地指導は、医師のほかは、都道府県知事の指定を受けた者でなければ業として行つてはならない。ただし、子宮腔内に避妊用の器具を挿入する行為は、医師でなければ業として

はならない。

第二項　前項の都道府県知事の指定を受けることができる者は、厚生大臣の定める基準に従つて都道府県知事の認定する講習を終了した助産婦、保健婦又は看護婦とする。

第三項　前二項に定めるものの外、都道府県知事の指定又は認定に関して必要な事項は、政令でこれを定める。

第四章　都道府県優生保護審査会

第十六条（都道府県優生保護審査会）

優生手術に関する適否の審査を行うため、都道府県知事の監督に属する都道府県優生保護審査会（以下「審査会」という。）を置く。

第十七条　削除

第十八条（構成）

第一項　審査会は、委員十人以内で組織する。

行つてはならない。

第二項　前項の都道府県知事の指定を受けることができる者は、厚生労働大臣の定める基準に従つて都道府県知事の認定する講習を終了した助産師、保健師又は看護師とする。

第三項　前二項に定めるものの外、都道府県知事の指定又は認定に関して必要な事項は、政令でこれを定める。

第四章及び第五章　削除

第二項　審査会において、特に必要があるときは、臨時委員を置くことができる。
第三項　委員及び臨時委員は、医師、民生委員、裁判官、検察官、関係行政庁の官吏又は吏員その他学識経験ある者の中から、都道府県知事が任命する。
第四項　審査会に、委員の互選による委員長一人を置く。
第五項　審査会の委員の報酬及び費用弁償については、地方自治法（昭和二十二年法律第六十七号）第二百三条（報酬及び費用弁償）の規定を準用する。
第十九条（委任事項）
この法律で定めるもののほか、委員の任期、委員長の職務その他審査会の運営に関して必要な事項は、命令でこれを定める。
第五章　優生保護相談所

第二十条（優生保護相談所）
優生保護の見地から結婚の相談に応じ遺伝その他優生保護上必要な知識の普及向上を図るとともに、受胎調節に関する適正な方法の普及指導をするため、優生保護相談所を設置する。

第二十一条（設置）
第一項　都道府県及び保健所を設置する市は、優生保護相談所を設置しなければならない。
第二項　前項の優生保護相談所は、保健所に附置することができる。
第三項　国は、第一項の優生保護相談所の設置及び運営に要する費用について、政令の定めるところにより、その経費の一部を補助することができる。

第二十二条（設置の認可）
第一項　国、都道府県及び保健所を設置する市以外の者は、優生保護相談所を設置しようとするときは、厚生大臣の認可を得なければならない。

第二項　前項の優生保護相談所は、厚生大臣の定める基準によつて医師をおき、検査その他に必要な設備をそなえなければならない。

第三項　厚生大臣は、第一項の優生保護相談所が前項の基準に該当しなくなつたときは、その認可を取り消すことができる。この場合においては、厚生大臣は、優生保護相談所の設置者に釈明の機会を与えるため、職員をして当該設置者について聴聞を行わせなければならない。

第二十三条（名称の独占）

この法律による優生保護相談所でなければ、その名称中に、優生保護相談所という文字又はこれに類似する文字を用いてはならない。

第二十四条（委任事項）

この法律で定めるものの外、優生保護相談所に関して必要な事項は、命令でこれを定める。

第六章　届出、禁止その他

第二十五条（届出）

医師又は指定医師は、第三条第一項、第十条、第十三条第二項又は第十四条第一項の規定によつて優生手術又は人工妊娠中絶を行つた場合は、その月中の手術の結果を取りまとめて翌月十日までに、理由を記して、都道府県知事に届け出なければならない。

第二十六条（通知）

優生手術を受けた者は、婚姻しようとするときは、その相手方に対して、優生手術を受けた旨を通知しなければならない。

第二十七条（秘密の保持）

優生手術の審査又はその事務に従事した者、優生手術又は人工妊娠中絶の施行の事務に従事した者及び優生保護相談所の職員は、職務上知り得た人の秘密を、漏らしてはならない。その職を退いた後にお

第六章　届出、禁止その他

第二十五条（届出）

医師又は指定医師は、第三条第一項又は第十四条第一項の規定によつて不妊手術又は人工妊娠中絶を行つた場合は、その月中の手術の結果を取りまとめて翌月十日までに、理由を記して、都道府県知事に届け出なければならない。

第二十六条（通知）

不妊手術を受けた者は、婚姻しようとするときは、その相手方に対して、不妊手術を受けた旨を通知しなければならない。

第二十七条（秘密の保持）

不妊手術又は人工妊娠中絶の施行の事務に従事した者は、職務上知り得た人の秘密を、漏らしてはならない。その職を退いた後においても同様とする。

いても同様とする。

第二十八条（禁止）
何人も、この法律の規定による場合の外、故なく、生殖を不能にすることを目的として手術又はレントゲン照射を行つてはならない。

第七章　罰則

第二十九条（第十五条第一項違反）
第十五条第一項の規定に違反した者は、五十万円以下の罰金に処する。

第三十条（第二十二条違反）
第二十二条の規定に違反して、厚生大臣の認可を得ないで優生保護相談所を開設したものは、これを三十万円以下の罰金に処する。

第三十一条（第二十三条違反）
第二十三条の規定に違反して、優生保護相談所と

第二十八条（禁止）
何人も、この法律の規定による場合の外、故なく、生殖を不能にすることを目的として手術又はレントゲン照射を行つてはならない。

第七章　罰則

第二十九条（第十五条第一項違反）
第十五条第一項の規定に違反した者は、五十万円以下の罰金に処する。

（第三十条及び三十一条　削除）

いう文字又はこれに類似する文字を名称として用いた者は、これを十万円以下の過料に処する。

第三十二条（第二十五条違反）

第二十五条の規定に違反して、届出をせず又は虚偽の届出をした者は、これを十万円以下の罰金に処する。

第三十三条（第二十七条違反）

第二十七条の規定に違反して、故なく、人の秘密を漏らした者は、これを六月以下の懲役又は三十万円以下の罰金に処する。

第三十四条（第二十八条違反）

第二十八条の規定に違反した者は、これを一年以下の懲役又は五十万円以下の罰金に処する。そのために、人を死に至らしめたときは、三年以下の懲役に処する。

附則

第三十二条（第二十五条違反）

第二十五条の規定に違反して、届け出をせず又は虚偽の届け出をした者は、これを十万円以下の罰金に処する。

第三十三条（第二十七条違反）

第二十七条の規定に違反して、故なく、人の秘密を漏らした者は、これを六月以下の懲役又は三十万円以下の罰金に処する。

第三十四条（第二十八条違反）

第二十八条の規定に違反した者は、これを一年以下の懲役又は五十万円以下の罰金に処する。そのために、人を死に至らしめたときは三年以下の懲役に処する。

附則

第三十五条（施行期日）
この法律は、公布の日から起算して六十日を経過した日（昭和二十三年九月十一日）から、これを施行する。

第三十六条（関係法律の廃止）
国民優生法（昭和十五年法律第百七号）は、これを廃止する。

第三十七条（罰則規定の効力の存続）
この法律施行前になした違反行為に対する罰則の適用については、前条の法律は、この法律施行後も、なおその効力を有する。

第三十八条（届出の特例）
第二十五条の規定は、昭和二十一年厚生省令第四十二号（死産の届出に関する規程）の規定による届出をした場合は、その範囲内で、これを適用しない。

第三十五条　（施行期日）
この法律は、公布の日（昭二三・七・一三）から起算して六十日を経過した日から、これを施行する。

（第三十六条・第三十七条　削除）

第三十八条（届出の特例）
第二十五条の規定は、昭和二十一年厚生省令第四十二号（死産の届出に関する規程）の規定による届出をした場合は、その範囲内で、これを適用しない。

第三十九条（受胎調節指導のために必要な医薬品）
第一項　第十五条第一項の規定により都道府県知事の指定を受けた者は、平成七年七月三十一日までを限り、その実地指導を受ける者に対しては、受胎調節のために必要な医薬品で厚生大臣が指定するものに限り、薬事法（昭和三十五年法律第百四十五号）第二十四条第一項の規定にかかわらず、販売することができる。
第二項　都道府県知事は、第十五条第一項の規定により都道府県知事の指定を受けた者が次の各号の一に該当したときは、同条同項の指定を取り消すことができる。
第一号　前項の規定により厚生大臣が指定する医薬品につき薬事法第四十三条の規定の適用がある場合において、同条の規定による検定に合格しない当該医薬品を販売したとき
第二号　前項の規定により厚生大臣が指定する医薬品以外の医薬品を業として販売した

第三十九条（受胎調節指導のために必要な医薬品）
第一項　第十五条第一項の規定により都道府県知事の指定を受けた者は、平成十七年七月三十一日までを限り、その実地指導を受ける者に対しては、受胎調節のために必要な医薬品で厚生労働大臣が指定するものに限り、薬事法（昭和三十五年法律第百四十五号）第二十四条第一項の規定にかかわらず、販売することができる。
第二項　都道府県知事は、第十五条第一項の規定により都道府県知事の指定を受けた者が次の各号の一に該当したときは、同条同項の指定を取り消すことができる。
第一号　前項の規定により厚生労働大臣が指定する医薬品につき薬事法第四十三条第一項の規定の適用がある場合において、同項の規定による検定に合格しない当該医薬品を販売したとき
第二号　前項の規定により厚生労働大臣が指定する医薬品以外の医薬品を業として販売

とき

第三号　前各号の外、受胎調節の実地指導を受ける者以外の者に対して、医薬品を業として販売したとき

第三項　都道府県知事は、前項に規定する処分をしようとするときは、処分の事由並びに聴聞の期日及び場所を、期日の一週間前までに当該処分を受ける者に通知し、かつ、その者又はその代理人の出頭を求めて聴聞を行わなければならない。ただし、都道府県知事は、当該処分を受ける者又は代理人が正当な理由がなくて聴聞に応じなかつたときは、聴聞を行わないで前項に規定する処分をすることができる。

別表（第四条、第十二条関係）

第一号　遺伝性精神病

精神分裂病

そううつ病

てんかん

したとき

第三号　前各号の外、受胎調節の実地指導を受ける者以外の者に対して、医薬品を業として販売したとき

第三項　前項の規定による処分に係る行政手続法（平成五年法律第八十八号）第十五条第一項の通知は、聴聞の期日の一週間前までにしなければならない。

附則（平一三・一二・一二法一五三）抄（第四条、第十二条関係）

第一条（施行期日）

この法律は、公布の日から起算して六月を超えない範囲内において政令で定める日（平一四・三・一）から施行する。

第二条（経過措置）

この法律による改正前の優生保護法（以下「旧法」という。）第十条の規定により行われた優生手術に

第二号　遺伝性精神薄弱
第三号　顕著な遺伝性精神病質
　顕著な性慾異常
　顕著な犯罪傾向
第四号　顕著な遺伝性身体疾患
　ハンチントン氏舞踏病
　遺伝性脊髄性運動失調症
　遺伝性小脳性運動失調症
　神経性進行性筋い縮症
　進行性筋性筋栄養障がい症
　筋緊張病
　先天性筋緊張消失症
　先天性軟骨発育障がい
　白児
　魚りんせん
　多発性軟性神経繊維しゅ
　結節性硬化症
　先天性表皮水ほう症
　先天性ポルフイリン尿症
　先天性手掌足しよ角化症

関する費用の支弁及び負担については、なお従前の例による。

第三条　旧法第三条第一項、第十条、第十三条第二項又は第十四条第一項の規定により行われた優生手術又は人工妊娠中絶に係る旧法第二十五条の届出については、なお従前の例による。

第四条　旧法第二十七条に規定する者の秘密を守る義務については、なお従前の例による。

第五条　この法律の施行前にした行為及び前二条の規定により従前の例によることとされる場合におけるこの法律の施行後にした行為に対する罰則の適用については、なお従前の例による。

（別表　削除）

遺伝性視神経い縮
網膜色素変性
全色盲
先天性眼球震とう
青色きよう膜
遺伝性の難聴又はろう
血友病

第五号　強度な遺伝性奇形
裂手、裂足
先天性骨欠損症

資料2 「優生保護法の施行について」

〔昭和二八（一九五三）年 厚生省発衛第一三〇号 各都道府県知事宛 厚生事務次官通知〕
〔改正経過〕第一次改正〔昭和五一年一月二〇日厚生省発衛第一五号〕
第二次改正〔昭和五三年十一月二一日厚生省発衛第二五二号〕

優生保護法の施行について当省から示達した通知は、相当多数に上るが、これらのうちには、数次の法令改正に伴い、すでに実質的には失効し又は無意義となっているものもあつて、施行上混乱を生じ不便も少くないと考えられるので、今回これを整理したから、今後これらについては、すべて左記によつて処理することとされたい。

（中略）

第一 優生手術について
一 一般的事項
1、2、（略）
二 医師の認定による優生手術
1、〜6、（略）

三　審査を要件とする優生手術

1、～3、（略）

4、審査を要件とする優生手術は、本人の意見に反してもこれを行うことができるものであること。但し、この場合に手術を施行することができるためには、優生手術を行うことが適当である旨の決定が確定した場合、すなわち、手術を受けなければならない者が、優生手術の実施に関して不服があるにもかかわらず、法第六条の規定による再審査の申請又は第九条の規定による訴の提起を法定の期間内に行わないために、都道府県優生保護審査会の決定が確定した場合か、優生手術を行うことが適当である旨の判決が確定した場合でなければならないこと。この場合に許される強制の方法は、手術に当つて必要な最小限度のものでなければならないので、なるべく有形力の行使はつつしまなければならないが、それぞれの具体的な場合に応じては、真にやむを得ない限度において身体の拘束、麻酔薬施用又は欺罔等の手段を用いることも許される場合があると解しても差し支えないこと。（傍線引用者）

第二　人工妊娠中絶について

一　一般的事項

法第二条第二項の「胎児が、母体外において、生命を保続することのできない時期」の基準は、通常妊娠満二三週以前であること。

なお、妊娠週数の判断は、指定医師の医学的判断に基づいて、客観的に行うものであること。

（以下略）

資料3　刑法　第二十九章　堕胎の罪

第二一二条（堕胎）　妊娠中の女子が薬物を用い、又はその他の方法により、堕胎したときは、一年以下の懲役に処する。

第二一三条（同意堕胎及び同致死傷）　女子の嘱託を受け、又はその承諾を得て堕胎させた者は、二年以下の懲役に処する。よって女子を死傷させた者は、三月以上五年以下の懲役に処する。

第二一四条（業務上堕胎及び同致死傷）　医師、助産師、薬剤師又は医薬品販売業者が女子の嘱託を受け、又はその承諾を得て堕胎させたときは、三月以上五年以下の懲役に処する。よって女子を死傷させたときは、六月以上七年以下の懲役に処する。

第二一五条（不同意堕胎）　女子の嘱託を受けないで、又はその承諾を得ないで堕胎させた者は、六月以上七年以下の懲役に処する。

2　前項の罪の未遂は、罰する。

第二一六条（不同意堕胎致死傷）　前条の罪を犯し、よって女子を死傷させた者は、傷害の罪と比較して、重い刑により処断する。

資料4　厚生労働大臣宛て要望書

強制不妊手術の実態解明と被害者への謝罪・補償を求める要望書の賛同人になってください

「優生手術に対する謝罪を求める会」と別紙の呼びかけ人が、厚生労働大臣宛に要望書を提出しようと考えています。締め切りは厚生労働大臣と面会する見通しがたつまで延期することにしました（要望書を提出できるよう、同時並行して調整作業をすすめています）。

多くの方にこの事実を知ってもらい、賛同人になっていただくために、さらなるご協力をお願いします。

以下の要望書を厚労大臣に提出することに賛同して下さる方は、お名前、肩書き（職業など）あるいは所属グループをお書き下さい（お名前だけでもかまいません）。

どうぞ周囲の方に広めてください。

国会議員の立場で賛同して下さる方も募集しています。

寄せられた全ての方のお名前で、厚生労働大臣に提出する予定です。

連絡先・・

ファックス　〇三—三三五三—四四七四【SOSHIREN女（わたし）のからだから】

Eメール　yunet@cat.zero.ad.jp【優生思想を問うネットワーク】

「強制不妊手術に関する要望書に賛同します」

お名前：

肩書きあるいは所属グループ：

ご連絡先：住所

電話番号　　　　　　　　　　　　Eメール

厚生労働大臣　坂口　力　殿

旧優生保護法による強制不妊手術の実態解明と被害者に対する謝罪・補償について

一九四八年制定の「優生保護法」は、一九九六年に「母体保護法」へと変更されました。その理由は、旧「優生保護法」の基底にあった優生思想、すなわち「優生上の見地から不良な子孫の出生を防止する」（同法第一条）などが、障害者に対する差別となっていたことへの深い反省と、人権尊重への決意からでした。（＊）

しかしながら、以下のような事実が蔑《ないがし》ろにされている現実を考えると、わが国における「優生保護法」の撤廃は、いまだ法律文言上のものにすぎないと言わざるをえません。

第一に、旧「優生保護法」は、その第四条および第十二条によって、本人の自由意思にもとづかない不妊手術を約五〇年間にわたって合法化してきました。この条文にもとづく不妊手術（優生手術）に関して、旧厚生省が一九五三年に各都道府県知事あてに通達し、一九九六年まで効力を有したガイドライン「優生保護法の施行について」は、その「強制の方法」として「身体の拘束、麻酔薬施用又は欺罔《ぎもう》等の手段を用いることも許される場合があると解しても差し支えない」と指導してきたのです。この第十四条と第十二条にもとづいて実施された不妊手術は、公式統計にあらわれているものだけでも一九四九年以降、約一六、五〇〇件にのぼっています。（＊＊）

第二に、近年のハンセン病国賠訴訟の過程でも明らかになったように、ハンセン病者の場合には、表向きは本人が同意しているように見えても、療養所内での不妊手術が強制されたという事実もあります。同じようなことは、第三条「本人・配偶者・血縁者が遺伝性の精神病や身体疾患を有する場合や、配偶者が精神病や知的障害を持つ場合、本人や配偶者の同意を得て優生手術を行うことができる」の「本人の同意」においても当てはまるケースがあると考えられます。

第三に、障害をもつ女性が、「生理時の介助が面倒」等の理由によって、子宮あるいは卵巣の摘出や、卵巣への放射線照射をされるケースも数多くありました。旧「優生保護法」の、優生手術は「生殖腺を除去することなしに」なされなければならない（第二条）、また同法の規定に反して「故なく、生殖を不能にすることを目的として手術又はレントゲン照射を行なってはならない」（第二十八条）という規定に照らすならば、これは、すでに「優生保護法」にさえ違反していると言わざるをえません。ところが、前述の同法第一条「優生上の見地から不良な子孫の出生を防止する」という文言に見られる優生思想によって、間接的に正当化されてきたと言うことができます。

真に「バリア・フリー」な社会において、リプロダクティブ・ライツ（性と生殖に関する権利）は、障害をもつ人びとに対しても十全に保障されるべきものです。障害をもつ人も妊娠・出産・子育てができるための社会的支援をととのえ、障害のあるなしによって子どもを産むかどうかを差別されない社会環境をつくっていかなければなりません。そのためにも、優生保護法をめぐる過去の問題に対して、しかるべき対応をすることが必要です。

以上に述べた事実は、わが国ではいまだにきちんと光が当てられず、被害者に対する謝罪や補償もなされていません。こうした過去の事実にきちんと向き合うことなしには、「優生保護法」はいまだに撤廃・改正されていないと言わざるをえません。

したがって、私たちは日本政府、とりわけ厚生労働省に対して、早急に以下の行動を起こすよう強く要望します。

一、政府は、旧「優生保護法」が直接、間接に正当化する形で実施された、人権侵害の疑いのある不妊手術および子宮・卵巣摘出手術や卵巣への放射線照射について実態解明をおこなうこと。その際、被害者のプライバシーの尊重を徹底し、事実の検証という名のもとに、被害者に再度、苦痛や不利益がもたらされるようなことがあってはならない。

二、この実態解明をふまえて、政府は、これらの手術の被害者に対して、しかるべき謝罪と補償をおこなうこと。

三、その上で政府は、これらの人権侵害が二度と繰り返されないような対策を講じること。

二〇〇一年、ハンセン病問題について、わが国では、「かつて合法であったから」という不遡及原則を超えて、「らい予防法」の非人道性に対する反省がなされました。これは、政府がとるべき責任の一端を果たしたものとして、評価できます。全く同じことは旧「優生保護法」に対しても、なされるべきことは明らかです。

優生学的理由にもとづく強制的な不妊手術は、周知のように、ナチス・ドイツにおいて大規模に実施されました。日本の旧「優生保護法」も、ナチスの断種法を範とした「国民優生法」（一九四〇年制定）の延長線上にあります。戦後ドイツでも、ナチスによる強制不妊手術の問題は長らく光が当てられませんでしたが、一九八〇年代になって、（旧西）ドイツでは、強制不妊手術の被害者に対する政府の公的な謝罪と補償がなされるようになりました。

また、一九九七年に表面化したスウェーデンの強制的な不妊手術についても、スウェーデン政府は迅速に実態解明に着手し、さらに被害者に対する公的補償を一九九九年七月から開始しています。これらの海外の動向を見ても、日本政府は、旧「優生保護法」下の強制不妊手術の問題に対して、誠実な対応をすべきことは明らかです。

さらに、国連の人権委員会は、一九九八年十一月に以下のような勧告を、日本政府に対しておこなっているはずです（「規約第四十条に基づき締約国から提出された報告の検討／人権委員会の最終見解／日本」）。

三一、委員会は、障害を持つ女性の強制不妊の廃止を認識する一方、法律が強制不妊の対象となった人達の補償を受ける権利を規定していないことを遺憾に思い、必要な法的措置がとられることを勧告する。

日本政府は、国連人権委員会のこの勧告を誠実に受けとめ、しかるべき対応をおこなう義務を負っているはずです。

政府の誠意ある回答を心から期待いたします。

「優生手術に対する謝罪を求める会」
呼びかけ人：石黒敬子（（財）日本ダウン症協会）

市野川容孝（東京大学大学院教員／医療社会学専攻）
大橋由香子（SOSHIREN女のからだから／編集者・ライター）
熊木聖子（看護師）
佐々木和子（優生思想を問うネットワーク）
鈴木良子（フィンレージの会／編集者・ライター）
利光恵子（優生思想を問うネットワーク／薬剤師）
長瀬　修（東京大学特任教員／障害学専攻）
中野冬美（優生思想を問うネットワーク事務局）
南雲君江（ＤＰＩ女性障害者ネットワーク）
藤野　豊（富山国際大学教員／日本近現代史専攻）
堀口雅子（産婦人科医師）
本田真智子（ＤＮＡ問題研究会／フリーライター）
松原洋子（立命館大学教員／科学史・科学論専攻）
丸本百合子（からだと性の法律をつくる女の会／産婦人科医師）
矢野恵子（優生思想を問うネットワーク）
山本勝美（「季刊福祉労働」編集委員）
山本有紀乃（からだと性の法律をつくる女の会／会社員）
米津知子（SOSHIREN女のからだから／会社員）

＊一九九六年六月十八日、参議院本会議において可決された「優生保護法の一部を改正する法律案」の「理由」には次のようにある。「現行の優生保護法の目的その他の規定のうち不良な子孫の出生を防止するという優生思想に基づく部分が障害者に対する差別となっていること等にかんがみ、所要の規定を整備する必要がある。これが、この法律案を提出する理由である。」
＊＊出典は『医制八十年史』および各年度『優生保護統計報告』

追加資料1　優生手術（強制不妊手術）関連年表

一九〇七年	・刑法に堕胎罪規定。堕胎した女子や施術した者は処罰される。
一九四〇年	・国民優生法成立。「悪質なる遺伝性疾患の素質を有するもの」への不妊手術を認める。
一九四八	・優生保護法成立。「不良な子孫の出生の防止」と母性の生命健康の保護を目的とし、刑法堕胎罪の例外規定として条件付きで中絶を合法化。遺伝性疾患やハンセン病を理由とした人工妊娠中絶や不妊手術を許可、遺伝性疾患を対象とした強制不妊手術を認める。
一九四九	・中絶許可条件に経済的理由を追加するなどの優生保護法の改定。
一九五二	・遺伝性以外の精神病・知的障害も強制不妊手術の対象とされた。中絶の審査制度を廃止。
一九七二〜七四	・中絶許可の条件から経済的理由を削除し、胎児の障害を中絶の理由と認める胎児条項を追加する優生保護法改定案が国会に上程されるが、障害者・女性らの反対により、審議未了・廃案となる。
一九八二〜八三	・経済的理由を削除する優生保護法改定案が浮上するが、女性・障害者らの反対により提出見送られる。
一九八九	・女性障害者への子宮摘出が、一九八二年に岡山県の障害者施設で行われたと報道。
一九九三	・近畿・中部の国立大学で女性障害者が子宮摘出されていたと報道。
一九九四	・九月　カイロ国際人口開発会議のNGOフォーラムで日本の女性たちが優生保護法の差別性を問題提起。 ・十月十四日　院内集会「優生保護法と堕胎罪をなくすために　ともに語り合いませんか」（主催「なくそう優生保護法・堕胎罪　かえよう母子保健」実行委員会）。
一九九五	・第四回世界女性会議（北京）NGOフォーラムに参加した「DPI女性障害者ネットワーク」「'82優生保護法改悪阻止連絡会（その後SOSHIREN）」「フィンレージの会」が分科会「優生保護法ってなに？」開催。強制不妊手術についても訴え、海外からの参加者の共感を得る。

一九九六	・優生保護法が母体保護法に改定され、「不良な子孫の出生防止」に関わる条文は削除される。遺伝性疾患・精神病を理由とした不妊手術や中絶を認める条項を削除。
一九九七	・スウェーデンなど北欧でも強制不妊手術が行われていたことが報道される（八月二十六日付朝日新聞夕刊他）（スウェーデン政府は調査委員会を設置、一九九九年七月一日から公的補償も開始）。 ・九月十六日　障害者や女性・市民らは、「強制不妊手術に対する謝罪を求める会」を結成し、実態解明と被害者に対する謝罪と公的補償を求める要望書を厚生省担当課に提出、交渉をもつ（本書二一七頁）。（九九年「優生手術に対する謝罪を求める会」に名称変更、以下「求める会」と略す。） ・十一月十三日　「緊急集会　北欧だけじゃない強制不妊手術〜日本政府の謝罪は？」豊島区民センター。 ・十一月二十四日〜二十六日　求める会、強制不妊手術被害者ホットライン実施（本書二一八頁）。
一九九八	・六月二十六日　求める会、二回目の厚生省交渉を行い、ホットラインの結果を提出（本書二二三頁）。 ・国連・規約人権委員会に日本政府が提出した第四回政府報告書に、DPI日本会議がカウンターレポート提出。女性障害者に対する強制不妊手術の問題を盛り込んだ。十一月五日、規約人権委員会は日本政府に対する「最終見解」で、強制不妊手術の対象となった人たちの補償を受ける権利を法律で規定するよう勧告（本書二七五頁太字部分）。
一九九九	・一月十日、二十四日〜二十六日　求める会、第二回ホットライン開設（本書二二五頁）。 ・十月十六日　集会「あれから三年――『優生保護法』は変わったけれど」飯田橋家の光会館。被害当事者・飯塚淳子さん（仮名）が初めて集会で発言。 ・十月十八日　第三回厚生省交渉。厚生省は「優生手術は合法的になされた。従って、調査は不要。人権は充分配慮されていた」と回答（本書二二八頁）。

二〇〇二	・十二月　坂口力厚生労働大臣宛「強制不妊手術の実態解明と被害者への謝罪・補償を求める要望書」作成し賛同人の募集を開始する（本書二七一頁）。
二〇〇三	・『優生保護法が犯した罪――子どもをもつことを奪われた人々の証言』発行（九月十日付）。 ・十二月七日、同書出版記念会（早稲田奉仕園）。翌八日、優生手術の被害者・飯塚淳子さん（仮名）、佐々木千津子さんと求める会メンバーが、与野党六人の国会議員に要望書の内容を訴える。
二〇〇四	・三月二十四日　参議院厚生労働委員会で福島瑞穂参議院議員が強制不妊手術について質問。坂口厚生労働大臣は「こういう法律があった以上、その対象になった人があることだけはまぎれもない事実」と述べる。しかし、政府答弁としては、「特段の補償は考えておらず、実態調査も行っていない」。
	・求める会、宮城県知事に公開質問状を出す（四月十二日付）。回答書（七月二十八日付）（二八二頁）。 ・五月二十九日　求める会と障害学研究会関東部会の共催で、集会「隔離する政策と子どもを生ませない政策――ハンセン病における断種・人工妊娠中絶から優生保護法を考える」。東京都障害者福祉会館。 ・ビデオ『忘れてほしゅうない――隠されてきた強制不妊手術』完成し、大阪で上映会（七月十日）。以降、全国で上映活動。
二〇一〇	・障害者制度改革推進会議「障害制度改革の推進のための基本的な方向　第一次意見」（六月七日付）の序文に強制不妊手術の事実が掲載される。第十六回推進会議（七月十二日）の「障害のある女性について」の議事において、複数の委員から、強制不妊手術の実態調査と補償の必要性、障害者の性と生殖に関する権利の確立が提起された。
二〇一四	・一月二十日　国は障害者権利条約を批准（本書二四三頁）。 ・国連規約人権委員会に対し、ＤＰＩ（障害者インターナショナル）日本会議、ＤＰＩ女性障害者ネットワーク、求める会、ＳＯＳＨＩＲＥＮ女（わたし）のからだから、全国「精神病」者集団の連名で「強制不妊手術、子宮摘出の被害実態の調査を行い、法的措置をもって被害者に

二〇一四	対する謝罪と補償を行うこと」を日本政府に勧告するよう求めるパラレルレポート提出（五月二十七日付）。規約人権委員会、総括所見（八月二十日付）として一九九八年勧告を実施すべきと述べる（「五．委員会は、締約国の第四回及び第五回定期報告審査後に発出された勧告の多くが履行されていないことを懸念する」）。
二〇一五	・六月二十三日　飯塚さんが、日本弁護士連合会に人権救済の申し立て。同日、院内集会「優生手術という人権侵害——子どもをもつことを奪われた人々の訴え」。多数メディアで報道される。 ・DPI女性障害者ネットワーク、国連女性差別撤廃委員会（CEDAW）事前作業部会にロビイング開始。
二〇一六	・DPI女性障害者ネットワーク、SOSHIREN女（わたし）のからだから のメンバーが、ジュネーブで開かれたCEDAWに参加し強制不妊手術の人権侵害を訴えた（二月）。 ・三月七日　CEDAWは日本政府に対して、優生保護法による強制不妊手術についての調査研究、加害者の処罰、被害者への法的救済、賠償、権利回復、等を勧告（本書二八九頁）。 ・三月二十二日　CEDAW勧告を受け、福島みずほ参議院議員が厚生労働委員会で質問。塩崎恭久厚労大臣は、職員が本人から御事情を聞き、厚労省としても適切にしっかりと対応したい旨の答弁。 ・四月二十六日　厚生労働省児童家庭局母子保健課課長、課長補佐、専門官らが参加し、被害者本人から強制不妊手術を受けた経緯や心身への被害状況等の証言・訴えを聞く会がもたれた（第一回面談＝ヒアリング）。 ・五月十四日　集会「産むことを奪われた優生手術からの人権回復をめざして——日弁連人権救済申立とCEDAW勧告を受けて」文京区民センター。 ・七月六日〜　優生手術に関するホットライン。電話、ファクス、メールで五件の情報が届いた。 ・十月二十五日　厚生労働省との第二回面談（ヒアリング）、院内学習会「優生保護法による優生手術からの人権回復をめざして」。

二〇一七	・二月二日　厚生労働省との第三回面談。 ・日本弁護士連合会が、「旧優生保護法下において実施された優生思想に基づく優生手術及び人工妊娠中絶に対する補償等の適切な措置を求める意見書（二月十六日付）」発表（本書二九〇頁）。「求める会」も「優生手術に関する声明文（日本弁護士連合会の意見書を受けて）」を発表（二月二十二日付）（本書三〇五頁）。 ・三月一日　飯塚さん、宮城県に対して優生手術について記録している公文書を探し出すよう申し入れ。同時に、県議会議員との意見交換会をもち、県議会に対し、国に実態調査や被害者救済を求める意見書を提出するよう働きかけ。（本書三一一頁） ・三月二十八日　院内集会「今こそ優生手術からの人権回復をめざして　日弁連意見書を生かすために」。優生保護法のなくなった後に不妊手術をされた片方司さんも発言。 ・七月八日　仙台で集会「障がい者の人権を考えるシンポジウムみやぎ 今こそ優生手術からの人権回復を目指して――優生手術被害者は訴える」仙台市福祉プラザ。佐藤路子さん（仮名）が義妹・由美さん（仮名）の手術について発言。 ・九月二十六日　院内集会「旧優生保護法によって優生（不妊）手術された被害者のお話を聞く会」、厚生労働省との第四回面談。 ・十二月四日　厚生労働省との第五回面談。
二〇一八	・一月二十三日　厚生労働省との第六回面談。 ・一月二十五日　宮城県内に残っている県の資料から、強制不妊手術を受けた最年少は九歳女児（一九六三年度と七四年度）と判明（「河北新報」）。 ・一月二十六日「共同通信」調査で、優生手術された個人の資料が十九道県に約二千七百人分現存と確認。総数の一割に過ぎない。 ・一月三十日　佐藤さん、仙台地方裁判所に国家賠償訴訟を提訴。

追加資料2　浅野知事への公開質問状・回答

宮城県知事　浅野史郎　殿

宮城県内障害者施設における「強制的な優生手術（不妊手術）」の実態解明を求めます

私たちは、優生保護法のもとで行われた優生手術（不妊手術）や、子宮の摘出などに対して、謝罪と補償を求めて活動しているグループです。私たちが連絡を取っている被害当事者の中には、宮城県内に住む方がいらっしゃることもあり、現在、浅野知事が推進なさっている「みやぎ知的障害者施設解体宣言」に深い関心を持ちました。「解体宣言」の一環として、宮城県施設内で近年まで実施され、また行政によって推進された優生政策の実態解明と被害者への謝罪が行われることを、強く要請します。

本年（二〇〇四年）二月二十一日大津市で開催された「第七回アメニティフォーラムinしが」において浅野知事は「コロニーの解体宣言の普遍化」を提唱しつつ、県内二十八ヶ所にある知的障害者施設を解体する方針を打ち出されました。

また浅野知事自身も作成にたずさわった「みやぎ知的障害者施設解体宣言」で、知事は「障害」を持つ人々の当事者性に言及されつつ、「知的障害者本人の幸せとは何かが真剣に問われることがないままに、障害福祉の仕事は成り立っていた」ことへの反省を述べられています。それに続くくだりでは、「『あなたは、どこに住みたいのか』『あなたは、誰と暮らしたいのか』『そもそも、あなたは、何がしたいのか』という問い自体が発せられないまま、入所施設に入っているのが一番幸せ、と外部から決め付けられる存在」として「障害」を持つ人々が取り扱われ、「施設入所政策」等、不本意な処遇を施されたことに対する反省、ならびに「障害」を持つ当事者の声を県政に反映させる方針を示されています。これは大変に重要なことだと私たちは評価します。

知事が「施設入所政策」への反省と、障害を持つ当事者の声を県政に反映させようとするのであれば、現在に至るまで「障害」を持つ人々に対して、施設の内外を問わず行われた不本意な処遇、人権侵害に対しても、同様の反省と対処が不可欠ではないでしょうか。私たちは知事が推し進める「知的障害者施設解体宣言」には、宮城県内で数多く行われてきた可能性の高い優生手術についての実態解明が必須であることを強く主張いたします。

宮城県内においては、少なくとも遠くない過去の一時期まで、「障害」を持つ人々に対する優生手術（優生保護法において規定される「不妊手術」）を、民生委員や施設職員を通じて行政が積極的に推し進めてきた事実が確認されています。たとえば、「宮城県中央優生保護相談所付属診療所」［昭和三十七年（一九六二年）開設、昭和四十七年（一九七二年）閉鎖］は、仙台市広瀬川ほとりの神社の傍にかつてあり、「産婦人科」「泌尿器科」を診療科目とし、一般外来は受け付けていません。旧優生保護法の第四条と第十二条に基づく手術「各都道府県の優生保護審査会がその実施の適否を審査した優生手術（不妊手術）」のみを、「障害」を持つ人に対して行う専門診療所として存在しました。また、精神薄弱者施設「社会福祉法人小松島学園」にかつて職員として勤務していた男性は、「（不妊）手術を行政の側が勧めていました。民生委員やケースワーカーが受け持ちの先生に（不妊手術を）一生懸命勧めていた。片方で人間は平等といいながらお前は知能が低いから子孫を残しちゃいかんとか、そういった行政のあり方は私は理解できません」（東日本放送、テレメンタリー 2000「優生手術～奪われた人生～」）と語っています。

民生委員の強い勧めや、突然受けさせられた「知能検査」の結果によって、小松島学園に入所することになったある女性は、施設を出たあとの十代のとき「宮城県中央優生保護相談所付属診療所」で優生手術（卵管けっさつと思われる）を受けさせられました。彼女は、何の手術を受けるのかも全く知らされないまま、この診療所に連れて行かれ手術をされたのです。「施設に入っていたのだから仕方ない」「優生保護法で決まっている」「生活保護を受けていたのだから仕方ない」などと、この女性の優生手術にかかわった行政関係者、施設関係者、そして親は証言しています（ＴＢＳドキュメンタリー「生命を選べますか？」および『優生保護法が犯した罪』現代書館、参照）。

まさに、「あなたはどこに住みたいのか」という希望を聞かれることなく施設に住まわされ、「あなたは何をしたいのか」を尋ねられることなく「子どもを生み育てるのは無理」と決め付けられ、「不良な子孫の出生防止のため」と優生手術を受けさせられたのです。この手術が彼女に与えた精神的・肉体的な苦痛の大きさ・深刻さを想像してみてください。「私のからだを返してほしい」と彼女は言っています。

この女性の例は、宮城県内施設で行われた優生手術の氷山の一角に過ぎないだろうと私たちは考えます。施設解体にあたっては、関連資料が紛失する前に、こうした過去に行われた人権侵害の実態を把握する必要があります。施設内においては、優生手術に関する記録を看護師が保管・所持しているケースもあると聞いています。この点もふまえて、私たちは知事、ならびに宮城県に対して以下のことを強く要望します。

一、「知的障害者施設解体」の一環として、宮城県内における二八知的障害者施設において不妊手術・子宮・卵巣摘出手術・卵巣への放射線照射実施についての過去から現在に至るまでの実態を調査し、記録の公開がなされるべきであること。

二、「優生保護法」第四条に基づき宮城県内に設置されていた「優生保護審査会」に保存されている不妊手術の記録を公開すること。また「宮城県優生保護相談所付属診療所」でなされた不妊手術の実態解明と記録の公開を行うこと。

三、「知的障害者施設」に加えて、県内の多くの施設において行われた可能性の高い不妊手術の実態解明と記録の公開を合わせて行うべきであること。

四、「不妊手術」実態調査に際しては、被害者のプライバシーが十全に保護されるべきであること。

五、被害者に対する謝罪と補償がなされるべきであること。

六、宮城県は、今後二度と本人の同意のない不妊手術が繰り返されないための措置と対策を講じること。

旧「優生保護法」（一九九六年改定「母体保護法」へ移行）の問題点につきましては、別紙のような要望書を作成し、厚生労働大臣に提出しようと、現在働きかけています。優生保護法そのものに対する私たちの見解については、ぜひこの要望書を合わせてお読みくださいますようお願いします。

また、優生保護法については、二〇〇四年三月二十四日参議院厚生労働委員会において、坂口厚生労働大臣も「その平成八年にこの廃止をされたという、この廃止をされたということの重さというものもやはり私は感じていかなきゃいけないというふうに思っております。」と答弁しています（福島瑞穂議員の質問に対して）。

浅野知事が推し進める「知的障害者施設解体」の理念は、「本人の幸せとは何か」を他者や福祉行政が勝手に決めつけてはいけない、ということにつながると思います。「障害者は子どもを産む資格がない」「生まれた子が不幸だ」「不良な子孫の出生を防止する」として、特定の人々から子どもをもつことを奪ってきた優生政策、「産むべき人間」と「産むべきではない人間」を区別する優生思想が人権抑圧であることを、浅野知事は理解してくださると私たちは信じています。そして、このような優生手術が今後、二度と行われないためにも、過去の事実を解明し、記録を後世に残しておくことが、大切だと考えます。

障害があってもなくても、子どもを産むか産まないかは、国や行政に強制されることではなく、個々人が選び、決めるべきことです。障害をもつ人も、妊娠・出産し、子育てをできるような社会環境の整備こそが大切です。子どものいる人生を障害者から奪ってきた優生政策への反省と検証を、ぜひ宮城県が先頭に立って行ってください。

知事の誠意ある回答を心から期待いたします。

二〇〇四年四月十二日

優生手術に対する謝罪を求める会

回答

子第　二七六号

平成十六年七月二十八日

優生手術に対する謝罪を求める会　殿

宮城県知事　浅野　史郎　知事印

「強制的な優生手術（不妊手術）」の実態解明への県の対応方針について（通知）

県政の推進につきましては、日ごろ格別の御協力を賜り厚くお礼申し上げます。

さて、平成十六年四月十二日付けで要望のありました下記のことについては、別紙のとおりですので、御理解願います。

子ども家庭課
母子支援班
TEL ０２２-２１１-２６３３

「強制的な優生手術（不妊手術）」の実態解明等について

記

宮城県で行なわれていた優生手術に対する実態解明と謝罪及び補償等についてお答えいたします。

県では、本年二月「みやぎ知的障害者施設解体宣言」を行い、知的障害者の入所施設を解体し、入所者の地域生活への移行を図ることが、宮城県全体の障害福祉の方向であることを全国に向け発信しました。

この背景には、知的障害者は入所施設に入っていることが一番幸せであると理解され、知的障害者本人の幸せとは何かということが問われることなく、障害福祉施策が行われていたことへの反省に基づくものであり、知的障害者が障害を持つということによって普通の生活を断念することがないような社会を築くことが、障害福祉の仕事であると考えております。その意味において、優生保護法により、遺伝性の精神病や知的障害を持った人が、本人の意思にかかわらず、「不良な子孫の出生を防止する」という理由から子どもを持つ権利を奪われてきたこと、また、宮城県でもかつて、そのような事実があったことは残念なことと感じております。

優生保護法は、日本民族の形質の維持には、不良の子孫の増加を抑えていく必要があるとする、当時の優生思想を背景に、超党派の議員提案により昭和二十三年に成立いたしました。昭和四十年代頃から障害者の人権という観点から疑問が呈されておりましたが、平成八年にようやく優生思想に関する部分が削除され、母体保護法に改正されております。

また、知的障害者に対する福祉政策は、昭和二十二年に制定された「児童福祉法」から始まったとされておりますが、その内容は、知的障害者を地域から隔離し施設に入所させることを中心としたものでした。ようやく知的障害者のグループホームが設置され始めるなど障害者団体等の努力を通じて社会的理解が深まりつつあるものと考えております。このように、知的障害者の福祉政策はその時代により変遷をしてきておりますが、その過程で、障害者の生活に少なからず影響を及ぼしてきたものと理解しております。

今回貴会から、宮城県で行われた優生手術に対する謝罪と補償並びに実態解明と情報公開が求められております。宮城県で、当時の優生保護法に基づき優生手術が行われていたことは事実であり、そのことは残念なことと感じております。

しかし、県としては、当時国が定めた法律に基づき実施したものであり、この問題は、知的障害者の福祉政策の変遷過程での国の政策の問題であると理解しております。地方公共団体が謝罪し補償するということは責任の所在を不明確にするものであり、県としてむずかしいと考えておりますので、御理解くださるようお願いいたします。

また、優生手術の実態解明と情報公開については、宮城県では、国の個人情報保護法等に先駆け、いわゆるセンシティブ情報の収集に制約を設けております。個人の優生手術に関する個人情報は、個人のプライバシーに係る情報であり、過去にさかのぼって調査し公開すること及び県の保有する情報を公開することは、個人のプライバシーを公にすることであり適当でないと考えております。

なお、優生手術を受けた本人が、自分自身の情報の開示請求をすることは可能となっております。

今回は貴会からいただいた要望についておこたえすることができませんが、宮城県では、今後「みやぎ知的障害者施設解体宣言」の精神に基づき、知的障害者の視点に立った施策の実施に努めていくこととしておりますので御理解くださるようお願いいいたします。

追加資料3　国連女性差別撤廃委員会
日本政府報告審議に対する統括所見（二〇一六年三月七日、抜粋）

24.　委員会は、締約国が優生保護法の下で都道府県優生保護審査会によって疾病又は障害のある子供の出生を防止しようとし、その結果、障害者に強制的な優生手術を受けさせたことについて留意する。委員会は、同意なしに行われたおよそ一万六五〇〇件の優生手術のうち、七〇パーセントが女性だったこと、さらに締約国は補償、正式な謝罪、リハビリテーションなどの救済の取組を行ってこなかったことについて留意する。

25.　委員会は、締約国が優生保護法に基づき行った女性の強制的な優生手術という形態の過去の侵害の規模について調査を行った上で、加害者を訴追し、有罪の場合は適切な処罰を行うことを勧告する。委員会は、さらに、締約国が強制的な優生手術を受けた全ての被害者に支援の手を差し伸べ、被害者が法的救済を受け、補償とリハビリテーションの措置の提供を受けられるようにするため、具体的な取組を行うことを勧告する。

追加資料4　日本弁護士連合会の厚生労働大臣宛て意見書（二〇一七年二月二十二日提出）

旧優生保護法下において実施された優生思想に基づく優生手術及び人工妊娠中絶に対する補償等の適切な措置を求める意見書

二〇一七年（平成二十九年）二月十六日
日本弁護士連合会

第一　意見の趣旨

一　国は、旧優生保護法下において実施された優生思想に基づく優生手術及び人工妊娠中絶が、対象者の自己決定権及びリプロダクティブ・ヘルス／ライツを侵害し、遺伝性疾患、ハンセン病、精神障がい等を理由とする差別であったことを認め、被害者に対する謝罪、補償等の適切な措置を速やかに実施すべきである。

二　国は、旧優生保護法下において実施された優生思想に基づく優生手術及び人工妊娠中絶に関連する資料を保全し、これら優生手術及び人工妊娠中絶に関する実態調査を速やかに行うべきである。

第二　意見の理由

1　旧優生保護法の制定と母体保護法への改正

（一）旧優生保護法の制定

旧優生保護法は、一九四八年に、戦後の人口増加により食糧が不足する状況の中、「先天性の遺傳病者の出生を抑制することが、國民の急速なる増加を防ぐ上からも、亦民族の逆淘汰を防止する点からいつても、極めて必要である」（同年六月十九日第二回通常国会参議院厚生委員会会議録第一三号）との理由により制定された法律である。

同法一条は、「この法律は、優生上の見地から不良な子孫の出生を防止するとともに、母性の生命健康を保護することを目的とする。」と規定し、優生上の見地による人口政策を目的の一つとして明確に掲げていた。

同法には、優生手術（生殖腺を除去することなしに生殖を不能にする手術）及び人工妊娠中絶（胎児が母体外において生命を保続することのできない時期に、人工的に、胎児及びその附属物を母体外に排出すること）に関する規定があるところ、その双方について、不良な子孫の出生防止を目的とする規定と母体保護を目的とする規定が混在していた。

（二）母体保護法への改正

旧優生保護法は、一九九六年に改正され、名称が「母体保護法」へと改められた。同改正は、「優生保護法の目的その他の規定のうち不良な子孫の出生を防止するという優生思想に基づく部分が障害者に対する差別となっている」（同年六月十七日第一三六回通常国会参議院厚生委員会会議録第二〇号）等の理由によりなされたものである。

同改正により、法の目的から「優生上の見地から不良な子孫の出生を防止する」という優生思想に基づく部分が削除され、かつ、優生思想に関連する規定も全て削除された。

優生思想に関連する規定のうち、優生手術の根拠規定は同法三条一項一号ないし三号、四条及び一二条（以下、これらの規定を根拠とする優生手術を「優生思想に基づく優生手術」という。）であり、人工妊娠中絶の根拠規定は同法一四条一項一号ないし三号（以下、これらの規定を根拠とする人工妊娠中絶を「優生思想に基づく人工妊娠中絶」という。）である。

2 優生思想に基づく優生手術の実施

（一）優生思想に基づく優生手術について

旧優生保護法に定められた、優生思想に基づく優生手術は、本人の同意（並びに配偶者があるときはその同意）を得て行う優生手術（以下「本人の同意による優生手術」という。）（同法三条一項一号ないし三号）と審査を要件とする優生手術（同法四条又は一二条）である。

（二）本人の同意による優生手術

本人の同意による優生手術（同法三条一項一号ないし三号）は、大別すると、本人、配偶者又は近親者が「遺伝性精神病質」、「遺伝性身体疾患」、「遺伝性奇形」等を有していることを理由とする優生手術（一号、二号）（以下「同意のある遺伝性疾患を理由とする優生手術」という。）と、本人又は配偶者が「癩疾患」（ハンセン病）に罹っていることを理由とする優生手術（三号）（以下「ハンセン病を理由とする優生手術」という。）である。

（三）審査を要件とする優生手術

審査を要件とする優生手術（同法四条又は一二条）は、本人が、「遺伝性精神病」、「遺伝性精神薄弱」、「顕著な遺伝性身体疾患」等に罹っていることを理由とする優生手術（四条）（以下「審査による遺伝性疾患を理由とする優生手術」という。）と、非遺伝性の「精神病又は精神薄弱」に罹っていることを理由とする優生手術（一二条）（以下「非遺伝性疾患を理由とする優生手術」という。）である。審査を要件とする優生手術は、いずれも都道府県優生保護審査会により優生手術を行うことが適当と認められた場合に実施され、その実施に当たっては、「真にやむを得ない限度において身体の拘束、麻酔薬施用又は欺罔等の手段を用いることも許される場合がある」（昭和二十八年六月十二日厚生省発第一五〇号厚生事務次官通知）とされていた。

また、審査による遺伝性疾患を理由とする優生手術については、審査結果に不服がある場合は、公衆衛生審議会に対する再審査、さらには同審議会の決定に対する取消訴訟により争うこととされていた。

（四）優生手術の術式

優生手術は、男性に対しては、「精管切除結さつ法」又は「精管離断変位法」により、女性に対しては、「卵管圧ざ結さつ法」又は「卵管間質部けい状切除法」により実施されていた（優生保護法施行規則一条）。これらの術式は、精管や卵管を結紮、あるいは切断及び結紮することにより、生殖を不能とする方法である。

（五）優生思想に基づく優生手術の実施件数

① 本人の同意による優生手術の実施件数

本人の同意による優生手術の実施件数は、一九四九年から一九九六年までの間に、同意のある遺伝性疾患を理由とする優生手術が合計六九六五件、ハンセン病を理由とする優生手術が合計一五五一件であった（「衛生年報」及び「優生保護統計報告」による）。

② 審査を要件とする優生手術の実施件数

審査を要件とする優生手術の実施件数は、一九四九年から一九九六年までの間に、審査による遺伝性疾患を理由とする優生手術が合計一万四五六六件、非遺伝性疾患を理由とする優生手術が合計一九〇九件であった（「衛生年報」及び「優生保護統計報告」による）。

3 優生思想に基づく人工妊娠中絶の実施

(一) 優生思想に基づく人工妊娠中絶について

旧優生保護法下において、優生思想に基づく人工妊娠中絶は、同法一四条一項一号ないし三号の各号に該当する者に対して、本人及び配偶者の同意を得て実施されていた。

同法一四条一項一号ないし三号に基づく人工妊娠中絶は、大別すると、本人、配偶者又は近親者が「(遺伝性)精神病」、「(遺伝性)精神薄弱」、「遺伝性身体疾患」等を有していることを理由とする中絶(一号、二号)(以下「遺伝性疾患を理由とする中絶」という。)と、本人又は配偶者が「癩疾患」(ハンセン病)にかかっていることを理由とする中絶(三号)(以下「ハンセン病を理由とする中絶」という。)である。

(二) 優生思想に基づく人工妊娠中絶の実施件数

優生思想に基づく人工妊娠中絶の実施件数は、一九四九年から一九九六年までの間に、遺伝性疾患を理由とする中絶が合計五万一二七六件、ハンセン病を理由とする中絶が合計七六九六件であった。

4 人権侵害性及び被害の重大性

(一) 自己決定権(憲法一三条)、リプロダクティブ・ヘルス/ライツ侵害

子どもを産むか産まないかは人としての生き方の根幹に関わる決定であり、子どもを産み育てるかどうかを自らの自由な意思によって決定することは、幸福追求権としての自己決定権(憲法一三条)として保障される。

また、生殖能力を持ち、子どもを産むか産まないか、いつ産むか、何人産むかを決定することは、リプロダクティブ・ヘルス/ライツ(性と生殖に関する健康・権利)として、全ての個人とカップルに保障される自然

権的な権利でもある。

これらの生殖に関する決定をすることは、最も私的な領域に属する決定であるから、第三者の干渉、特に国家による干渉を受けることなく、本人の完全なる自由な意思によって決定されるべきである。

① 審査を要件とする優生手術

審査を要件とする優生手術は、本人の同意なく強制的に実施されるものであり、対象者の自己決定権及びリプロダクティブ・ヘルス／ライツを侵害することは明らかである。

② 本人の同意による優生手術

本人の同意による優生手術は、本人、配偶者又は近親者が遺伝性疾患又は精神障がいを有している人及び本人又は配偶者がハンセン病患者の人に対して、当事者の同意を得て実施されていた。

これらの人々は、国から、「不良な子孫」を生む対象、すなわち、その人自身も「不良」であるとみなされていたのであり、優生上の見地による人口政策という国家的政策推進のために、優生手術への同意を求められる立場にあった。人は全て個人として尊重される（憲法一三条）にもかかわらず、特定の疾患や障がいを有していることを理由に、その人を「不良」であるとみなし、子孫の出生を行わないよう働きかけることは、個人の尊厳を踏みにじるものであり、許されることではない。

そして、国から「不良」であるとみなされ、子孫を出生しないよう不当な働きかけを受ける立場に置かれた人は、自由な意思決定が阻害されている状況にあり、自らの自由な意思によって子どもを産むか産まないかを決定することはできないというべきである。

特に、療養所に入所していたハンセン病患者については、ある時期まで、結婚して夫婦寮に入居するためには優生手術に同意することが条件とされていたのであり、半強制的に優生手術が実施されていた。このことからも、形式的に本人の同意があるからといって、それが真の同意であるといえないことは明らかである。

したがって、本人の同意による優生手術は、その同意が自由な意思決定による真の同意であるとはいえないことから、対象者の自己決定権及びリプロダクティブ・ヘルス／ライツを侵害するものである。

③ 優生思想に基づく人工妊娠中絶

優生思想に基づく人工妊娠中絶は、本人及び配偶者の同意を得て実施されていたところ、本人の同意による優生手術と同様に、その同意が自由な意思決定による真の同意であるとはいえないことから、対象者の自己決定権及びリプロダクティブ・ヘルス／ライツを侵害するものである。

また、優生思想に基づく人工妊娠中絶は、国の不当な働きかけにより、胎児を死亡させるという重大な結果を生じさせる点でも極めて問題がある。

(二) 平等原則（憲法一四条一項）違反

人は全て法の下に平等に扱われ、合理的な理由なしに異なる扱いを受けることは平等原則（憲法一四条一項）に違反する。

旧優生保護法は、優生上の見地から不良な子孫の出生を防止するという目的のため、遺伝性疾患、精神障がい、ハンセン病等を有する人に対して、一定の要件の下で優生手術及び人工妊娠中絶を実施することができるとしていた。

これは、特定の疾患や障がいを有していることを理由に、その人を「不良」であるとみなし、優生手術及び人工妊娠中絶の対象とするものである。しかしながら、人は全て個人として尊重され、人としての価値に差はないのであるから、特定の疾患や障がいを有していることを理由に「不良」とみなすことは到底正当化できるものではなく、これらの者を優生手術及び人工妊娠中絶の対象とすることは著しく不合理である。

したがって、優生思想に基づく優生手術及び人工妊娠中絶は、いずれも平等原則に違反する。

（三）被害の重大性

以上のとおり、優生思想に基づく優生手術及び人工妊娠中絶は、いずれも、対象者の自己決定権（憲法一三条）及びリプロダクティブ・ヘルス／ライツを侵害し、かつ、平等原則（憲法一四条一項）に違反する。これらの優生手術及び人工妊娠中絶によって、被害者は子どもを産み育てるかどうかを決定することができなくなったのであり、その精神的苦痛は生涯にわたって続くものである。

また、優生手術及び人工妊娠中絶は、いずれも身体を傷つける方法で行われるものであるから、身体の侵襲という重大な結果をもたらすものに他ならない。

したがって、その被害は極めて重大である。

5 諸外国の対応

優生思想に基づく強制的な手術は、我が国特有の問題ではなく、世界各国で実施されていた。その中で、強制不妊手術の被害者に対し、国としての正式な謝罪及び補償を行った国として、スウェーデン及びドイツがある。

（一）スウェーデンの対応

スウェーデンでは、一九三五年から一九七五年までの間に、不妊手術に関する法律に基づき、約六万三〇〇〇人が不妊手術を受けさせられた。

この事実が、一九九七年八月二十日、マチレイ・サレンバ記者によりスウェーデンの代表的日刊紙『ダーゲンス・ニーヘーテル』に掲載されると直ちに社会的問題となり、スウェーデン政府は同年九月四日に強制不妊手術に関する調査委員会を設置した。これは報道からわずか二週間という極めて迅速な対応であった。

その後、一九九九年一月二十六日に調査委員会の中間報告書が提出され、この内容を受けて同年五月十八日には、意思に反して不妊手術を受けさせられた被害者への謝罪として、「不妊手術患者への補償に関する法律」が成立した。

同法の補償の対象は、①不妊手術に関する申請書に署名しなかった者、又は、不妊手術への同意を書面で提出していない者、②不妊手術の申請あるいは執行の時点で、法的無能力者あるいは未成年者であった者、③不妊手術の申請あるいは執行の時点で、施設等に入所していた者、④精神病、知的障がい、てんかんであるとの診断を受けたことを事由として不妊手術の対象となった者、⑤結婚のための許可証の取得のため、妊娠中絶を受けるため、あるいは、母子手当等、国又はコミューンによる手当を受給するために、当局の要求に応じる形で不妊手術を受けた者、⑥当局による不適切な対応や横暴のために、不妊手術への同意を受け入れさせられた者であり、形式的な同意があっても同意がなされた際の状況を考慮すると当事者の意思に反していると解されるケースも補償の対象に含まれていた。

また、補償の内容は一人当たり一七万五〇〇〇クローナ（約二〇〇万円）の補償金の支給であった（以上、二文字理明・椎木章編著（二〇〇〇）『福祉国家の優生思想――スウェーデン発 強制不妊手術報道』一二一頁～一九〇頁、明石書店）。

(二) ドイツの対応

ナチス時代のドイツでは、一九三四年から一九四五年までの間に、遺伝病子孫予防法に基づき、遺伝健康裁判所の決定によって、約三六万人もの人々が不妊手術を受けさせられた。

第二次世界大戦後、ナチスの被害者に対して賠償を行うため、一九五六年に連邦補償法が、翌一九五七年に一般戦争帰結法が成立したが、成立から二〇年以上の間、強制不妊手術の被害者がこれらの法の適用を受けることはなかった。

一九八〇年になってようやく、一部の国会議員たちの働きかけによって、強制不妊手術の被害者に対し一般戦争帰結法が適用され、強制的な不妊手術を受けたということを証明できる人々に対して、一回限りの補償金五〇〇〇マルク（約六〇万円――引用者注・正確には約三五万円）の支給が認められた。

この補償は不十分な内容であったこともあり、一九八八年に、「『安楽死』・強制不妊手術被害者連合会」という被害者団体が結成され、さらなる救済を求める活動が行われた。その結果、ドイツ連邦議会は翌一九八八年に、①国（ドイツ連邦共和国）は、ナチス国家の法的後継者として、優生学的な強制断種法、ならびにその結果として生じた損害に対する責任を引き受ける、②議会ならびに国は、強制不妊手術を受けた人びとを、ナチスの法律によって被害を受けた人として認定する、③強制不妊手術を受けた人びとは、自らに対してなされた不正、ならびに健康上の損害に対する補償を受ける、との決議を採択するに至った。この決議を受けて、連邦政府は強制不妊手術の被害者に対し、生活が困窮している場合には、上記の一回限りの補償金に加えて、持続的な補償金（月額一〇〇マルク（約一万二〇〇〇円）以上）の支給を開始した（以上、優生手術に対する謝罪を求める会編（二〇〇三）『優生保護法が犯した罪――子どもをもつことを奪われた人々の証言』一六八頁～一八五頁、現代書館。市野川容孝（二〇一四）「優生学の時代としての二〇世紀――ドイツを中心に」）。

6　国際機関からの要請とこれに対する日本政府の対応

（一）自由権規約委員会の最終見解
一九九八年十一月にジュネーブで開催された自由権規約委員会において、日本政府の第四回報告書に関する「最終見解」（同年同月十九日付け）が採択された。同「最終見解」三一項において、「委員会は、障害を持つ女性の強制不妊の廃止を認識する一方、法律が強制不妊の対象となった人達の補償を受ける権利を規定していないことを遺憾に思い、必要な法的措置がとられることを勧告する。」との勧告がなされた。

（二）上記（一）に対する日本政府の対応

自由権規約委員会の上記勧告に対し、日本政府は、第五回報告書（二〇〇六年）において、「旧優生保護法（略）は、（略）優生手術を行うことが公益上必要であると認められる者について、都道府県優生保護審査会の審査、公衆衛生審議会による再審査、本人等による裁判所への訴えの提起等の厳格な手続を経て、その者の同意を得ることなく当該手術を行う旨等を規定していたものである。」（二九七項）、「改正前の旧優生保護法に基づき適法に行われた手術については、過去にさかのぼって補償することは考えていない。」（二九八項）等の報告を行った。

このように、政府の見解は、都道府県優生保護審査会の審査等の厳格な手続を経ていれば本人の同意のない強制的な優生手術であっても実施上の問題はなく、実施当時適法に行われた優生手術であれば補償対象とはならないというものであり、自由権規約委員会が勧告した「必要な法的措置」は何らとらないというものであった。

（三）自由権規約委員会の総括所見

その後も、自由権規約委員会は、日本政府の第五回報告書（二〇〇六年）に関する「総括所見」（二〇〇八年十月三十日付け）六項において、「委員会は、第四回政府報告書の審査後に出された勧告の多くが履行されていないことに、懸念を有する。締約国は、委員会が今回及び前回の総括所見において採択した勧告を実施すべきである。」との勧告をなし、さらに、日本政府の第六回報告書（二〇一二年）に関する「総括所見」

（二〇一四年八月二十日付け）の五項でも、同様に、「委員会は、締約国の第四回及び第五回定期報告審査後の検討後に発出された勧告の多くが履行されていないことを懸念する。締約国は、委員会によって採択された今回及び以前の最終見解における勧告を実施すべきである。」との勧告をなした。

（四）女性差別撤廃委員会の総括所見

二〇一六年二月にジュネーブで開催された女性差別撤廃委員会において、日本政府の第七回・第八回報告書に対する「総括所見」（同年三月七日付け）が採択された。

同「総括所見」において、「委員会は、締約国が、（旧）優生保護法の下で、都道府県優生保護審査会を通じて疾病又は障害を持つ子どもの出生を防止しようとし、その結果、障がい者に強制不妊手術を受けさせたことに留意する。委員会は、約一六、五〇〇件の強制不妊手術のうち七〇％が女性に対するものであり、締約国が補償、公式な謝罪及びリハビリテーション等の救済を提供する何らの取組がなされていないことに留意する。」（二四項）、「委員会は、締約国が、（旧）優生保護法の下での女性の強制不妊手術という形態でなされた過去の侵害の程度に関する調査研究を実施し、加害者を起訴し、有罪を宣告した場合は適切に処罰するよう勧告する。委員会はさらに、締約国が強制不妊手術のすべての被害者に対し、法的救済へアクセスするために支援を提供する具体的措置を取り、補償及びリハビリテーション・サービスを提供するよう勧告する。」（二五項）との勧告がなされた。

（五）上記（四）に対する日本政府の見解

女性差別撤廃委員会の上記総括所見について、政府は、二〇一六年三月二十二日の参議院厚生労働委員会において、旧優生保護法に基づいて実施された優生手術は実施当時適法に行われていたのであり、これに対する補償は困難である旨の見解を述べ、上記（二）と同様の見解を堅持した（同年三月二十二日第一九〇回通常国会参議院厚生労働委員会会議録第七号）。

7 当連合会の取組

当連合会は、ハンセン病問題に関する取組を端緒として、旧優生保護法に基づく優生手術の問題を認識し、「らい予防法制の改廃に関する意見書」（一九九六年二月）において、国に対し、ハンセン病患者に対して優生手術の実施を認める同法三条一項三号が「子をもうける自由を含む幸福追求権を保障する憲法一三条及び法の下の平等を定めた憲法一四条に違反することは明白である。」との指摘をなし、旧優生保護法三条一項三号を適切に改正するよう提言した。

その後、同法は母体保護法へと改正され、優生思想に基づく優生手術及び人工妊娠中絶に関する規定が全て削除されたものの、これら優生手術及び人工妊娠中絶の被害者に対する救済措置は何らとられなかった。

そのため、当連合会は、上記6で述べた国際機関からの要請及び日本政府の対応を踏まえた上で、女性差別撤廃条約に関する日本政府の第四回報告書に対する当連合会報告書（二〇〇一年十月）において、「政府は、規約人権委員会から勧告を受けている優生保護法下の強制不妊手術の被害救済に取り組むべきである。」等の意見を表明し、さらには、自由権規約に関する日本政府の第五回報告書に対する当連合会報告書（二〇〇七年十二月）において、「国は、過去に行われたハンセン病患者をはじめとする障害を持つ女性に対する強制不妊措置について、政府としての包括的な調査と補償を実施する計画を、早急に明らかにすべきである。」等の意見を表明した。

その後も、当連合会は、女性差別撤廃条約に関する日本政府の第七回・第八回報告書に対する当連合会報告書（二〇一五年三月十九日付け）において、「障がいを持つ女性の中には、かつて日本に存在した優生保護法により強制不妊手術の対象とされた人がいるが、（略）いまだ何らの施策が取られていない。」との指摘をした上で、日本政府の同報告書に対する女性差別撤廃委員会からの課題リストに対する当連合会のアップデイト報告（二〇一五年十二月十七日付け）において、旧優生保護法下において本人の同意がない不妊手術が約一万六五〇〇件実施されたこと等の優生手術に関する情報を提供した。

8　取るべき措置の内容

旧優生保護法下において実施された優生思想に基づく優生手術及び人工妊娠中絶の被害者は合計八万三九六三人にも及び、これらの被害者に対しては、ハンセン病を理由とする被害者に対してのみ、その隔離政策と差別全般に対する謝罪と補償がなされたものの、それ以外には、今日に至るまで謝罪や補償がなされることなく放置されている。

旧優生保護法下において実施された優生思想に基づく優生手術及び人工妊娠中絶は、対象者の自己決定権（憲法一三条）及びリプロダクティブ・ヘルス／ライツを侵害し、かつ、平等原則（憲法一四条一項）に違反する。

日本政府は、実施当時、旧優生保護法に基づき適法に行われた手術は補償の対象とはならない旨の見解を示しているが、法が憲法に違反していれば、法としての効力を有しないのであるから、実施当時適法であったとの主張が論拠を失うことは言うまでもない。

よって、これらの優生手術及び人工妊娠中絶が国家的な人口政策を目的としてなされたこと及びその被害が極めて重大であることに鑑みれば、その被害を放置することは許されず、国は、被害者に対する謝罪、補償等の適切な措置を実施すべきである。

また、被害者に対する謝罪、補償等の適切な措置を実施するに当たっては、その前提として、優生思想に基づく優生手術及び人工妊娠中絶に関連する資料を保全し、これらに関する十分な実態調査を行うことが必要である。優生思想に基づく優生手術及び人工妊娠中絶は、一九四九年から実施されており、同年から現在までに六八年もの年月が経過している。そのため、現時点においてすでに重要な資料の一部が失われている可能性があり、今後さらに、年月の経過とともに関連する資料が散逸する危険性がある。これら優生手術及び人工妊娠中絶の関連資料が失われれば、実態調査が難航するとともに、被害者が被害を受けたことを立証することも困難となるおそれがある。よって、国は、早急に関連資料の保全を行った上で、優生思想に基づく優生手術及び人工妊娠中絶の実態調査を実施すべきである。

この適切な措置及び調査は国際機関からの要請でもある。そして、旧優生保護法の制定当初に優生思想に基づく優生手術及び人工妊娠中絶を実施された被害者が、すでに相当に高齢になっていることをも考慮して、被害回復のための適切な措置及び調査は可能な限り速やかに実施されるべきである。

追加資料5　日弁連意見書に対する「求める会」の声明

優生手術に関する声明文（日本弁護士連合会の意見書を受けて）

二〇一七（平成二十九）年二月二十二日
優生手術に対する謝罪を求める会

本日、日本弁護士連合会は「旧優生保護法下において実施された優生思想に基づく優生手術及び人工妊娠中絶に対する補償等の適切な措置を求める意見書」を公表しました。

私たちは、これを高く評価します。国は、直ちに優生手術の実態解明と被害者救済を行ってください。

日本には一九四八年から「優生上の見地から不良な子孫の出生を防止する」ことを目的とした「優生保護法」があり、一九九六年「母体保護法」に改定されるまで、障害者に対して本人の同意を得ない優生手術（優生上の理由による不妊手術）が行われました。[注1、2] 被害者は、公的な統計だけでも約一六、五〇〇人[3]おられます。

今回の意見書は、被害者の一人で、私たちが支援してきた飯塚淳子さん（仮名）が、二〇一五年六月二十三日に提出した「人権救済申立書」が端緒となったものと理解しています。

飯塚淳子さんは、一九四六年に宮城県に生まれ、家が貧しく、家事や妹弟の世話のため学校に通えない環境にありました。一九六〇年、知的障害児入所施設に入所させられ、中学卒業後、住み込みで家事手伝いをしていた一六歳の時に、何も知らされないまま優生手術を受けさせられました。一九六三年一月から三月の間のことです。飯塚さんはその後、両親の会話から自分が受けたのは不妊手術であったことを知り、強い憤りと悲しみ、苦しみを抱えながら生きてこられました。

やがて自分の手術に関する記録の開示を県に申請し、強制的な手術の不当性を国会議員や厚生労働省に訴え、調査と謝罪、補償を求めてきました。しかし、県が保存する優生保護台帳は、飯塚さんが手術を受けた翌年度である一九六三年四月からしか保管されていないとされ[4]、国は「当時は合法であった」として飯塚さん等の訴えに応えていません。

この間、日本のNGOが一九九八年と二〇一四年の二回、国連・規約人権委員会にこの問題を訴え、同委員会は日本政府に対して、強制不妊の対象となった人の補償に向けて必要な法的措置をとるよう勧告したものの[5]、国は対応しませんでした。

そこで二〇一五年六月二十三日に、飯塚さんは日本弁護士連合会への人権救済の申立てを行いました。優生手術の強制は、個人の尊重、生命、自由、および幸福を追求する権利を定めた憲法十三条に違反していること、国が飯塚さんの人権救済措置をとるよう申し立てたのです。

二〇一六年三月には、女性NGOからの訴えを国連女性差別撤廃委員会（CEDAW）が受け、日本政府に強制不妊手術についての調査、被害者へ賠償、加害者の処罰など厳しい勧告を出しました。

これについて塩崎恭久厚労大臣は、二〇一六年三月二十二日「厚労省として適切にしっかりと対応したい」と答弁。四月二十六日には、厚労省児童家庭局母子保健課と飯塚さん、求める会による、優生手術被害調査のための話し合いが行われ、継続しています[6]。

優生手術の被害者として声をあげているのは飯塚さんお一人ですが、その体験を心の奥底に秘している多くの被害者の人権が救済されることも、飯塚さんは強く希望しておられます。

二〇一六年七月に起こった相模原市「津久井やまゆり園」の障害者殺傷事件は、私たちの社会に優生思想と障害者への差別・偏見が根深く存在することを痛感させました。

かつて、ドイツ、スウェーデンにも優生手術を強制する歴史がありましたが、すでに被害者救済が行われています。

▼今こそ国は、優生保護法による差別と人権侵害について反省をこめて検証し、被害者への謝罪を通して、優生思想や差別をただす努力をしてください。
▼国会議員や地方議会議員の皆さんは、国際的な流れと日弁連の意見をふまえて、実態解明と被害者救済の実現に向けて行動してください。
▼報道関係の皆さんは、この問題を広く伝えてください。

以上

注
1　優生手術の根拠となった条文（各掲載頁参照）
第一章　総則　第一条（二四六頁）、第二章　優生手術　第四条（二四八頁）、同第十二条（二五二頁）。
2　一九五三年「優生手術の実施に関する厚生省通知」
一九五三（昭和二十八）年六月十二日厚生省事務次官通知は、［第一　優生手術について］の［三　審査を要件とする優生手術］四項で、審査を要件とする優生手術は、審査の手続きを経て優生手術を行うことが適当である旨の決定が確定した場合、本人の意見に反してもこれを行うことができるとしている。さらに、次のように述べている。「この場合に許される強制の方法は、手術に当たって必要な最小限のものでなければならないので、なるべく有形力の行使はつしまなければならないが、それぞれの具体的な場合に応じては、真にやむを得ない限度において身体の拘束、麻酔薬施用または欺もう等の手段をもちいることも許される場合があると解しても差し支えないこと。」（平成八年版保健医療六法）

3　優生保護法第二章第四条と第十二条にもとづいて一九四九年～一九九六年に、本人の同意なしに、医師の申請によって行われた優生手術の件数、出典は以下のとおりである。全体の約七割、第十二条にもとづく場合は八割以上が女性である。

	第四条（男女の割合　%）	第十二条（男女の割合　%）	計（人）（男女の割合　%）
女性	九、七一二（六六・六%）	一、六〇一（八三・八%）	一一、三一三（六八・七%）
男性	四、八五六（三三・三%）	三〇八（一六・一%）	五、一六四（三一・三%）
計（人）	一四、五六八（一〇〇%）	一、九〇九（一〇〇%）	一六、四七七（一〇〇%）

〈出典：『医制八十年史』（厚生省一九五五年）、各年次の『優生保護統計報告』（厚生省、厚生労働省）〉

上記は、優生保護法にもとづく正規の手続きを経て行われた優生手術の件数だ。さらに、あきらかな違法行為も行われていた。優生保護法は第二十八条で、同法の規定による以外の方法で生殖を不能にする手術又はレントゲン照射を禁じ、第三十四条には、第二十八条に違反した者に対して懲役を含む罰則規定がある。にもかかわらず、実際には放射線の照射、あるいは子宮の摘出によって生殖を不能にされた障害女性が存在する。国が調査を行わないため、この女性たちについて、統計の数字はない。本人が同意した優生手術も、周囲からの圧力があったことは否定できない。

また、優生保護法は第十四条で人工妊娠中絶について、「医師は、該当する者に対して、本人及び配偶者の同意を得て、人工妊娠中絶を行うことができる。」としていたが、ハンセン病療養施設において療養中の女性に対し、本人の同意がない中絶が多数行われたことはよく知られている。

4　飯塚さんは一九九七年に、宮城県に対して自己情報を開示請求。「個人情報不存在」の決定に対し異議申し立てを行った。その際に行われた説明の場（一九九九年三月）で、宮城県健康対策課課長らから「飯塚さんの書類が含まれると考えられる昭和三十七年度優生保護申請書綴だけがない」と聞かされた。その経緯について、「当初、優生手術に関する書類は永久保存だったが、優生手術申請書の内容を優生手術台帳に転記し、これを永年保存する方式に変わった。ところが、昭和三十七年度の優生手術に関する書類のみが、優生手術台帳に転記することなく焼却処分されてしまった（その時点で、昭和三十五年度および昭和三十六年度の優生手術審査会関係綴ならびに昭和三十八年度以降の優生手術台帳は存在）」との説明を受けた。

5　一九九八年、DPI日本会議が、国連規約人権委員会に対して、女性障害者に対する強制不妊手術の問題を盛り込んだカウンターレポートを提出。同委員会は日本政府に対して、強制不妊手術の対象となった人たちの補償を受ける権利を法律で規定するよう勧告。（「三一、委員会は、障害を持つ女性の強制不妊の廃止を認識する一方、法律が強制不妊の対象となった人達の補償を受ける権利を規定していないことを遺憾に思い、必要な法的措置がとられることを勧告する」）。

→http://www.mofa.go.jp/mofaj/gaiko/kiyaku/2c2001.html　CCPR/C/79/Add.102　一九九八年十一月十九日

市民的及び政治的権利に関する国際規約（B規約）人権委員会第六十四回会期「規約第四十条に基づき日本から提出された報告の検討　B規約人権委員会の最終見解　日本」パラグラフ31

二〇一四年、DPI日本会議、DPI女性障害者ネットワーク、優生手術に対する謝罪を求める会、SOSHIREN女（わたし）のからだから、全国「精神病」者集団が連名で国連規約人権委員会に、「強制不妊手術、子宮摘出の被害実態の調査を行い、法的措置をとって被害者に対する謝罪と補償を行うこと」を日本政府に勧告するよう求めるパラレルレポートを提出。同委員会は、総括所見として一九九八年勧告を実施すべきと述べる。

→http://www.mofa.go.jp/mofaj/files/000054774.pdf　CCPR/C/JPN/CO/6
「自由権規約委員会　日本の第六回定期報告に関する最終見解」二〇一四年八月二十日
C．主な懸念事項及び勧告　前回の最終見解　5　委員会は、締約国の第四回及び第五回定期報告審査後の検討後に発出された勧告の多くが履行されていないことを懸念する。締約国は、委員会によって採択された今回及び以前の最終見解における勧告を実施すべきである。

6　ＣＥＤＡＷの勧告を受けて、福島みずほ議員（参議院議員／社民党）が厚生労働委員会において、優生保護法下の強制不妊手術について質問。塩崎恭久厚労大臣は、「（ＣＥＤＡＷから）旧優生保護法に基づいて女性の同意なく行われた優生手術について調査すること、それから同意なく優生手術が行われた者に対する補償などを行うように指摘があった」との理解を示すとともに、「（被害者）御本人から厚労省に御要望があれば、職員が本人から御事情を聞くということ、厚労省として適切にしっかりと対応したい」と答弁（三月二十二日）。厚労省児童家庭局母子保健課課長、課長補佐、専門官らが参加し、被害者本人から強制不妊手術を受けた経緯や心身への被害状況等の証言や訴えを聞く会がもたれた（二〇一六年四月二十六日）。その後、二〇一六年十月二十五日、二〇一七年二月二日と三回行われている。

追加資料6　宮城県に対する優生手術の資料の調査・保管を求める申入書

二〇一七年三月一日

優生手術に対する謝罪を求める会

宮城県知事　村井嘉浩殿

本日、宮城県議会の超党派の議員先生方による優生手術に関する勉強会が開催されました。宮城県に在住する飯塚さん（仮名）も自分の優生手術による被害を訴えました。

そもそも、一九四八年に制定された優生保護法は、「優生上の見地から不良な子孫の出生を防止する」ことを目的として定め、障害者に対する本人の同意を得ない優生手術（優生上の理由による不妊手術）が行なわれてきました。その数は約一万六五〇〇名、宮城県内では一四〇〇名にものぼります。一九九六年、優生保護法は障害者への差別であるとして母体保護法に改められました。しかし、その後も政府は補償等の措置をとってきませんでした。

飯塚さんも長く優生手術の被害を訴え、日弁連に対して人権救済の申し立てを行ってきましたが、本年二月二十二日、日弁連は、「旧優生保護法下において実施された優生思想に基づく優生手術及び人工妊娠中絶に対する補償等の適切な措置を求める意見書」を公表しました。私たちは、これを高く評価しますし、当会でも、国に対し、直ちに優生手術の実態解明と被害者救済を行ってくことを求めています。

他方、宮城県においては、飯塚さんが優生手術を受けた昭和三十八年一月から三月頃の優生手術に関する書類は存在しないとし、昭和三十八年度分以降（昭和三十八年四月以降）の優生保護台帳（優生手術台帳）は存在するとしています。あまりにも、偶然といえば偶然であり作為の疑いを禁じえません。

一般論としても、国が優生保護法下で行われた優生手術の実態調査を行おうとしても、記録が散逸の危機にあるのであれば実態調査も不可能となりかねません。そのことはさらに被害者への謝罪、補償ができないことになりかねません。

そこで、私たちは、宮城県に対し、以下のことを求めます。

一　飯塚さんの救済のためにも、飯塚さんが優生手術を受けさせられた昭和三十八年一月から三月頃の文書を含む「昭和三十七年度優生保護申請書綴」およびそれを転記した昭和三十七年度優生保護台帳（優生手術台帳）、昭和三十七年度の優生保護審査会の議事録を探し出すこと

二　今後の実態調査を可能とするためにも、現存する優生保護審査会議事録及び優生保護台帳（優生手術台帳）を保管すること

〈連絡先〉

・「ＣＩＬたすけっと」〒九八二-〇〇一一　宮城県仙台市太白区長町一-六-一
電話：〇二二-二四八-六〇五四　ファクス：〇二二-七三八-九五〇一
・優生手術に対する謝罪を求める会
ｅメール：ccprc79@gmail.com　電話／ファクス：〇六-六六四六-一三八八三

追加資料7　義理の妹が優生手術を受けさせられたのは人権侵害です。安心して暮らせるために、国は謝罪と補償を

佐藤路子（仮名）

手術されたのは一七歳と義母から聞いていたが……

私の義理の妹、佐藤由美（仮名）は、知的障害者です。私が一九歳で夫と結婚したとき、彼女は養護学校にいましたが、その後、自宅に戻ってからの三六年間、生活を共にしています。妹は現在六〇歳で、私と一歳違いです。私の子どもが小さいとき、とても可愛がってくれて、世話もたくさんしてくれました。三人の子どもたちも妹に、なついていました。

妹は、知的障害であることを理由に、今から四三年前、一七歳くらいのときに旧優生保護法下において、優生思想に基づく優生手術を受けさせられました。私が嫁ぐ前のことですが、そのことは、今は亡き義母に、結婚した当初に聞かされていました。

私が住む宮城県には、飯塚淳子さんという方（現在七一歳）がいて、一六歳のときに何も知らされないまま、優生手術を受けさせられました。飯塚さんは二年前に「十代の時に戻してほしい、国に謝ってほしいし、補償をしてほしい。障害者にも、子どもを産む権利と、生きる権利がある」と日弁連に人権救済を申し立てました。日弁連は今年二〇一七年二月に「旧優生保護法が個人の尊重をうたう憲法十三条に反し、妊娠や出産の自己決

定権を侵害」したとして、国に、謝罪・補償、資料を保全して実態調査を速やかに行うように意見書を出しました。

私は、この飯塚さんを支援しようと思い、妹の優生手術に関する情報開示請求しました。その結果、妹が手術したのは一七歳ころではなく、一五歳、中学三年生の十二月だったことが分かりました。ショックです。

「おなかが痛い」と訴え、産婦人科の受診を嫌がった

妹は、優生手術を受けたあと、日常的に「おなかが痛い」と訴えていました。優生手術の直後、養護学校にいた頃に盲腸手術をし、三〇歳前には卵巣嚢腫で右卵巣摘出手術をしました。卵巣摘出は、優生手術との関連で癒着していたためでした。妹が産婦人科を受診するとき、私が同行したことがありますが、内診をとても嫌がり、看護婦と共に押さえつけなければならないほどのことがありました。おなかがよく痛くなる、内診を嫌がるなど、不妊手術の影響もあるのではないかと思います。

一五歳のときに、何も分からず、知らされず、手術されて、痛みに耐えたと思います。今でもその傷は、おなかに大きく残っています。犬や猫でさえ、不妊手術の傷は目立たなくします。一五歳の少女に手術をするのなら、少しでも、あとあと傷が目立たなくするのが医術ではないでしょうか。健常者への不妊手術でしたら、傷は目立たなくなるように、医師は努力すると思います。

当時の行政においては、優生保護法に基づいた合法的なものだということになるのでしょう。でも、今から半世紀前だと、役所からの指示には絶対に従わなければならない、そんな風潮が多々あったと思います。義母も、心から納得して妹に不妊手術を受けさせたとは考えられません。私に教えてくれたときも、残念そうに、悔しそうに、話していました。

妹の手術痕を見るたびに、あまりにも残酷で、人権無視以外の何ものでもないと思います。妹には子どもを

産み育てる人生は不可能だったかもしれません。それでも、体に傷をつけて良いことにはなりません。

……というふうに、二カ月前の二〇一七年九月二十六日に厚生労働省の職員と面談（意見交換会）をしたときに訴えました。

その後、つい最近知ったことがあります。妹には縁談の話があったそうなのです。でも不妊手術をしてあるということで、縁談が成立しなかったということです。余計に複雑な思いです。

情報開示請求をしても、存在しないと言われる謎

妹の情報開示請求の結果について、さらにショックなことが二つあります。一つは、情報開示されたのが、優生手術台帳二枚のみ、ほとんどは白紙で、開示されたのは一行だけの内容です。一五歳の中学生に、なぜ優生手術をする必要があるのか、その決定に至る事情を書いた書類は、一切存在しないと言われました。

飯塚淳子さんも、自分の手術について、二〇年以上も情報開示請求をしてこられました。ところが、飯塚さんが手術された昭和三十八（一九六三）年一月から三月までを含む年度の書類だけが存在しないと、宮城県は回答してきたそうです。

今年の三月一日、宮城県議会での意見交換会の後の申し入れで、宮城県の子育て支援課の課長は、「昭和四十五年以降は優生手術に関する書類は永久保存になっている。」と答弁されたのです。それを聞いて私は、優生保護審査会議事録などの優生手術に関する書類は、存在すると思いました。

それなのに、昭和四十五年以降である、昭和四十七（一九七二）年の妹の手術に関する資料が無いというのです。一度、存在すると言っておきながら、いざ情報公開請求してみると、不存在という。

一体、行政は何をしているのでしょう。

日本政府は、二〇一六年の女性差別撤廃委員会でも国会答弁でも、こう言っています。「本人の同意なしに行うことのできる優生手術の実施にあたっては、医師の申請により都道府県優生保護審査会の審査を経て適否を決定し、不当とならないよう何回にもわたって慎重な手続きを踏んでいた」。だから優生手術は適法、合法であり、調査も謝罪も補償も必要ないというのが日本政府の主張です。

ところが、その慎重な手続きの根拠になった書類をきちんと保管していないんです。人の人生を左右するようなことをしておいて、あまりにも無責任ではないでしょうか。きちんとした仕事をするべき役所が誤魔化しているとしか思えません。

事実と異なる理由をつけて第四条の優生手術をされた？

もう一つ、情報開示された少ない情報の中で、妹の優生手術の理由が、「遺伝性精神薄弱」となっていたことにも驚きました。

私が知りうる限りでは　同じような障害のある家族はいません。義理の母からは、妹は口蓋裂で生まれて一歳で手術したときに麻酔が効き過ぎて、障害が残ったと聞いていたからです。妹は、療育手帳を取得していますので、療育手帳交付に関する情報公開を求めました。その結果からも、手術における麻酔の後遺症であり、手術の前には知的障がいは見られなかったということが分かりました。

それなのに、優生手術の理由を「遺伝性」としていたのです。人を愚弄するにもほどがあります。

今回、公文書によって「遺伝性精神薄弱」という理由にされて、強制不妊手術（旧優生保護法第四条＝本人の同意がなくとも医師が申請し審査会が認めれば強制的に手術が可能）にもとづくものだと判明しました。

本人の意志または、親の同意で手術したのなら、まだ分かります。でも違うのです。ひょっとしたら、第四条で強制的に手術をするために、「遺伝性」という病名をつけたのではないかと、疑ってしまいます。なんのために一五歳、中学三年で手術しなくてはならなかったのでしょうか。私は納得できません。

障害者は、どんな理由でも簡単に人権侵害を受けることがあります。障害者も家族も、何かと不利益を受けます。よく義母が話していたのですが、役所に妹の福祉の手続きに行くと、「今度は、何が欲しくて来たの」、そう言われたそうです。本当に嫌がられていたときがあったようです。

障害をもっていても、楽しく、明るく 生活できるよう、役所の窓口・障害者支援センターは、存在していると思います。また、障害者自身を支えるために法律があるのではないでしょうか。

相模原事件は優生保護法が根強く残っている象徴

相模原市の殺人事件の後も、毎日テレビのニュース等で、障害者に関する、施設での虐待、障害者家族のきょうだいで無理心中、親子での無理心中……が報道されます。

悲しく痛ましい記事が、最近多くなってきたように思います。ことばに出して何らかの支援を求めること、または支援の手が差しのべられなかったのでしょうか？　苦しんで、苦しんでの家族の決断、悲しいです。

相模原事件に関して思うことは、旧優生保護法が現在にも根強く残っている象徴だということです。容疑者は「障害者なんて社会からいなくなればいい」という言葉を残しています。

障害には、先天性、後天性とあると思いますが、どんな障害であれ、生まれてくる子どもには、罪はないです。親・きょうだいにとってはかけがえのない命です。

「強制不妊手術問題」では、声を上げたくても上げられない状況の方が大勢いると思います。家族が反対したり、支援してくれる親族がいない人が多いのでしょう。

障害者のいる家は、世間から「嫌な者」を見るように、見て見ぬふりをされます。関わりたくないと思われ、誹謗、中傷、蔑視されます。結婚して四一年間、妹と一緒に暮らして感じることです。

いつもに気にかかっているのは、妹のことです。子どもたちが小さいときは、子どもと同じおやつ・本・衣類を与えました。同じ家に住んでいて、どんなことであれ差別はできませんでした。子どもたちとけんかしても放っておきました。わたしが子どもたちを庇うと、その結果、子どもたちが祖父母から意地悪されたりしました。その子どもたちも今は、結婚して新しく所帯を持ち、子どもも生まれ、日々忙しく過ごしているようです。たまに家に帰省すると、子どもたちも昔と変わらず妹と接して楽しく過ごします。孫たちも妹と会話を楽しんでいます。

世間にどう思われようと、どう見られようと、我が家は我が家です。障害者である叔母と過ごしたことで、子どもたちはいやなこともたくさんあったかもしれません。でも、嫌なことは自分自身で解決していたのだと思います。妹のことで、子どもたちに何がしか意見されたことはないです。

「叔母ちゃんは障害者だけれども、自然にきょうだいのように生活していたよ」

そう思っていると思います。

たまに会う親戚の人々には、「由美ちゃんのこと、頼むからね」と口々に言われます。みんな離れていても心配しているのが分かります。それが人権の尊重と、生命の尊さだと思います。

これから先も　妹を家族で支えていきたいと思います。

障害者とその家族が安心して暮らして生きられる世の中になるような法律を作り、その法律を最大限に理解し、地方自治体に反映させていくことが重要だと思います。その中で国民の声を政治家の皆様が拾い上げて、国会等で議論していただくことが、国民の幸せにつながると思います。

追加資料8　優生保護法廃止後にもかかわらず、不本意な不妊手術を強要された

片方《かたがた》　司《つかさ》

私は、昭和二十五年、岩手県北上市に生まれました。

高校時代、いじめと失恋で統合失調症になり、精神病院に入院しました。八カ月後退院して、高校に復学して卒業して、大学に入学しましたが、再発して三回入退院しました。

二二歳の頃、安定期に入り、岩手医大病院を退院しました。その後、数々の職業を経験して、結局、母が経営している酒店を手伝いました。

三二歳のとき、マイホームを建てました。

四五歳のとき、Y子さんという人と結婚したいと思いましたが、兄夫婦に反対され「籍は入れるな。子どもはつくるな」と言われ、しぶしぶ内縁関係として同居しました。四八歳の頃、妊娠しましたが一週間で流産しました。流産後、兄夫婦に強く勧められ、県立病院の産婦人科に入院して卵管結紮の手術を受けました。Y子さんも私も、望んだわけではありません。

二〇〇二年五月、私は体調をくずし、国立花巻病院に約二年間入院しました。二〇〇三年、兄夫婦と、当時の担当の医師とケースワーカーにパイプカットをするようにと言われました。私は、いやだったのですが、パイプカットしないと一生入院させておくと言われました。

二〇〇三年十月十五日、岩手医大に連れられて行って、十一月二十六日午後、手術されました。手術は、約三〇分でした。十二月一日に抜糸、十二月五日、医大から花巻病院に連れられて行きました。

私は、子どもを失った気分でした。残念だった。障がい者は、結婚も、子どもをつくることもだめなものでしょうか。

二〇一七年三月二十八日　院内集会での片方さんの発言

司会　ありがとうございます。少しお聞きしていいですか？　一九九八年、片方さんが四八歳のときにY子さん（パートナー）が流産された後、どうして卵管結紮をしなくてはいけなくなったのですか。
片方　Y子さんも統合失調症で、障害者同士だった。兄夫婦が障害者は子どもをつくるなと言ったんです。
司会　一九九八年ですから、優生保護法が母体保護法にかわった後だったのに、優生保護法による手術だとお兄さんから言われたとおっしゃってましたね。
片方　優生保護法とか制度のことはよくわからなかった。性のこともよくわからなかった……。四八歳のころ、そういうことがあって、卵管結紮やパイプカットというのがあるのを知った。それまで知らなかった。
司会　二〇〇三年にも、「パイプカットしなかったら一生入院させておく」と言われた。これはケースワーカーさんに？　それともお兄さんに言われた？
片方　そうです。最初は兄夫婦だったと思うんだけど……。
司会　ケースワーカーさんもそれに賛同した、と。
片方　兄夫婦が言ったとしても、ケースワーカーさんやお医者さんははねのけるべきだったし、ましてや優生保護法ではないのだからやめるべきだった。
司会　花巻病院は精神科の病院だったので、総合病院の岩手医大に転院されて、そこの泌尿器科で手術を受けられたんですね。
片方　鍵をかけられて逃げることもできなかった。逃げようかと思ったんだけど、鍵かけられて……。

司会　今のお気持ちは？

片方　二〇〇四年に退院して、その後はつかれやすくて、働けない体になってしまった。障害年金と支援でなんとか生きてきました。障害者というのは、いつの時代も、どこの国にもいるので、障害者をゼロにするのは無理だと思います。健康な人だって精神障害になったり、交通事故で身体障害になったりする。障害者という存在をこの世からなくそうという考えは間違いだと思います。

あとがき

米津知子

この本に証言を寄せてくれた何人かの方には、「優生手術に対する謝罪を求める会」の活動で直接お話を聞く機会があった。しかし証言集としてまとめて読んでみると、また新しい発見がある。

たとえば、洋の東西を問わず共通するいくつかのことだ。そう気づかれた読者も多いと思う。飯塚淳子さんと、テラーさんが紹介したドイツのP姉妹は、不妊化手術を強制される経緯がおどろくほど似ている。森元美代治さんが語るハンセン病訴訟までの困難な道のりは、テラーさんが出会ったNさんの様子と共通している。自分の身の上を語ることへのためらい、補償要求に抱く不安という点がそうだ。差別はそれを受けた人間に、社会的・身体的な損失だけではなく、拭いがたい屈辱感や不安感、無力感をもたらすことがある。その感覚を再び味わう予感が、経験を語り、謝罪・補償を求めることをためらわせてしまう場合もある。差別には、行われたときからすでに、被害者を沈黙させる力が内在しているのかも知れない。そして、性と生殖に関わる問題はとても大切なことでありながら、この社会にはそれを語ることへの根強い抵抗がある。そのことを考えるとき、証言がどれだけ高いハードルを越えてなされたかを、あらためて深く想った。

差別のもう一つの難しさは、異なる立場の人々を分断し、結果として問題の解決を困難にしてしまう仕組みをもっていることだ。大橋由香子さんが書いているように、女性と障害者の場合がそうだ。優生保護法の成立によって、堕胎罪が禁じる人工妊娠中絶が条件付きで許されたが、同時に障害をもつ人の「出生の防止」が規定された。障害者の立場からこれを見れば、女性の権利擁護のために障害者が犠牲になったと見える。最初の法案に、当時は疑問視する人が少なかった優生学が色濃く現われており、提案者の中に女性議員が二人いたことは、この不信感を強めたかも知れない。中絶規制を強化する法改悪が行われようとするたびに、改悪に反対する女性の運動に対して、障害者の運動が反発を抱くこともこれに由来しているかも知れない。女性の運動にしてみれば、そもそも優生保護法を作らせたのは市民の側の要望ではなく、国の人口政策と産婦人科医ではないかという想いがある。堕胎罪で苦しんでいた当時の女性にとって中絶の合法化は必要だったが、障害者差別をも含めて求めた覚えはなく、障害者からの不信の眼差しはつらい。人口政策のもとで翻弄される者同士、力を合わせようとしながら困難にぶつかる……それが、優生保護法に仕組まれた分断だ。

　優生保護法の成立の経緯は、何度でも検証される必要がある。女性も障害者も、自分たちの主張が相手方の差別の強化に利用されないよう、用心深くなければならない。

　しかし最も大切なのは、分断を越えるお互いの努力だ。障害者団体と女性団体が共に参加する「求める会」には、そのことを確かめながら進むところに、大きな意味があったと思う。障害をもち、女性の運動に所属する私にとってもときどきに揺れながら、その意味を噛みしめている。

　何が大変かということをたくさん書いてしまったが、希望もまた見つけることができる。ドイツ、スウェーデン、そしてここには収録できなかったがカナダ[*]でも、不妊化手術を強制された人々に対して国家の謝罪と補償が行われていることだ。ドイツとスウェーデンでは、被害件数がピークであった年から五〇年もたってからの実現だった。ならば日本でもまだ、望みを捨てる必要はない。

「求める会」が続けてきた交渉に、厚労省は応えようとしない。その堅さはまるで開かずの扉のように思える。これをこじ開けるには、少しでも多くの人に一緒に叩いてもらうしかない。それもこの本を出そうとした動機の一つだった。ドイツで精神科の医師たちが行動を起こしたことは、大きな力になった。日本でもすでに産婦人科医師が「求める会」に参加して下さっているが、専門分野からの応援を、さらに私たちは期待している。誰にでもできる方法としては、二七一頁に載せた要望書への賛同をぜひお願いしたい。厚生労働大臣に直接手渡しをめざして、署名の募集をまだ続けている。

〝少子化〟が問題であるとして産ませる人口政策が復活しつつある今だが、その一方で、障害者が子どもをもつことや障害をもった子の出生に対して、この社会はまだまだ否定的だ。むしろその傾向が強まっているとも言える。障害者への不妊化の強要は、今でも隠れて行われている心配がある。たとえ障害があっても、性と生殖は尊重されたい。むしろ、そのための情報提供や、サポート体制をつくる必要がある。優生手術に対する謝罪の実現は、障害をもつ人もそうでない人も、産むこと・産まないことを自ら決める権利を高める意味で、いっそう重要になっている。

私の身体を返してほしいという飯塚さん、ただ謝ってほしいという佐々木さんたちの気持ちが、晴れる日の来ることを、読者のみなさんも共に願ってほしい。

(＊)ビデオ「レイアニ・ミュアーの不妊手術」(カナダ国立映画制作庁/日本語版・丸善)に詳しい。

(よねづ・ともこ……SOSHIREN女《わたし》のからだから)

増補新装版へのあとがき

米津知子

「優生手術に対する謝罪を求める会（以下、求める会）」は発足のときから、障害のある人とない人がメンバーとして参加し、また、いくつかの障害者団体、女性団体とともに動いてきた。「求める会」自体の活動が少ない時期にも、連携する団体のどこかが動きを続けている。飯塚淳子さん（仮名）と「求める会」の努力にもかかわらず、厚生労働省（以下、厚労省）の扉が固く閉じていた時期には、女性たちが、広い方面に優生手術被害の問題を訴えていた。

二〇〇六年に国連で採択された「障害者権利条約」は、障害者の「性と生殖に関する健康／権利（リプロダクティブ・ヘルス／ライツ。以下、リプロ）」について明記した。締約国は、障害者が生殖能力を保持し、家族を形成する権利、子の数及び出産の間隔を自由にかつ責任をもって決定する権利を認め、必要な措置をとることが書かれている。「性と生殖の健康／権利」は、女性運動から生まれた理念を反映させる形で、一九九四年の国際人口開発会議「カイロ行動計画」に記述された。「カイロ行動計画」は、すべてのカップルと個人がこの権利を有するとしている。しかし障害者が「すべての人」の一員としてこれを本当に享受するためには、カイロから一二年をへて「障害者権利条約」に明記される必要があった。二〇一四年に条約を批准した日本政府は、優生保護法が奪った障害者のリプロを回復する措置を求められる。

批准に向けて日本の国内法を整備するために設置された「障がい者制度改革推進会議」に、「DPI女性障害者ネットワーク」が働きかけを始めた。障害女性が障害者として、また女性として受ける複合差別を解消する施策を求めるためだ。その中でリプロの回復を訴え、その結果、推進会議が政府に宛てた「第一次意見」（二〇一〇年）には、優生保護法の差別性を指摘する文章が入った。二〇一六年には、「SOSHIREN女《わたし》のからだから」とDPI女性障害者ネットワークのメンバーがジュネーブで開かれた女性差別撤廃委員会に参加し、委員会の日本政府に対する勧告に、強制不妊手術被害者の人権回復が盛り込まれた。同年四月に始まった厚労省による被害者からの聞き取りは、障害者、女性、市民がそれぞれの分野から力を合わせた成果だと私は思っている。

求める会は、提訴に踏み切った被害者と、また、提訴とは別な方法で訴えを続ける被害者と、これからもともに行動を続ける。被害者の多くは七十、八十代になられたと思われる。「生きているうちに謝罪と補償をしてほしい」という声は切実だ。

この問題に関心をもつ方たちに資料を提供したく、二〇〇三年に出版した本書の増補版を出すことにした。第三部までは初版のままなので、書き加えた文章との不一致があることは、お許し願いたい。国が少しでも早く優生保護法の誤りを認め、記録の保全を行い被害者に謝罪し補償するよう、読者の皆さんもともに声をあげていただきたい。

二〇一八年一月

優生手術に対する謝罪を求める会
〒一六二-〇〇六五
東京都新宿区住吉町三-四
ローゼンハイム五〇五 ジョキ内
「SOSHIREN 女《わたし》のからだから」気付
電話／ファクス：〇六-六六四六-三八八三
（「ここ・からサロン」気付）
e-mail ccprc79@gmail.com

〔増補新装版《ぞうほしんそうばん》〕優生保護法《ゆうせいほごほう》が犯《おか》した罪《つみ》
――子《こ》どもをもつことを奪《うば》われた人々《ひとびと》の証言《しょうげん》

二〇一八年二月二十八日 第一版第一刷発行
二〇一八年四月二十五日 第一版第二刷発行

編　者 優生手術に対する謝罪を求める会
発行者 菊地泰博
発行所 株式会社 現代書館
東京都千代田区飯田橋三-二-五
郵便番号 102-0072
電　話 03（3221）1321
F A X 03（3262）5906
振　替 00120-3-83725

組　版 具羅夢
印刷所 平河工業社（本文）
東光印刷所（カバー）
製本所 積信堂
装　幀 渡辺将史

校正協力・東京出版サービスセンター／渡邉潤子
 ISBN978-4-7684-5827-3
定価はカバーに表示してあります。乱丁・落丁本はおとりかえいたします。
http://www.gendaishokan.co.jp/

活字で利用できない方のための
テキストデータ請求券
『〔増補新装版〕
優生保護法が犯した罪』